Prof. Dr. med. Clemens Heiser
Prof. Dr. med. J. Ulrich Sommer

SCHLAF DAS ELIXIER DES LEBENS

Wieder richtig gut schlafen für ein gesundes, langes und glückliches Leben

Was bei SCHLAFPROBLEMEN wirklich hilft

humboldt

Widmung

Zwischen Träumen und Wachen liegt das Geheimnis des Schlafs. Dieses Buch ist für meine Frau Katharina, die mich in meinen Projekten immer tatkräftig unterstützt hat. *Clemens Heiser*

Meiner Familie. In den Stunden der Dunkelheit sind wir uns nahe. Tags für uns da. *Ulrich Sommer*

INHALT

VORWORT

Liebe Leserinnen, liebe Leser,

„Warum müssen wir schlafen?" – eine Frage, die uns oft gestellt wird. Viele leiden unter Schlafproblemen und fragen sich, ob Schlaf wirklich so unverzichtbar ist. Unsere Antwort: absolut. Schlaf ist lebensnotwendig für körperliche Erholung, Regeneration und das seelische Wohl. Seine wahre Bedeutung erkennen viele jedoch erst, wenn erste Schlafprobleme auftreten. Während unserer insgesamt 20-jährigen Tätigkeit und langjährigen Forschung haben wir schnell erkannt, dass der uns umgebende moderne Lebensstil ein entscheidendes Zünglein an der Waage ist – oder besser gesagt: an Ihrem Wecker. Auch haben wir festgestellt, dass manchmal schon kleine Anpassungen genügen und bereits eine Änderung der Schlafumgebung oder der Alltagsgewohnheiten Wunder wirken kann. Viele unserer Patientinnen und Patienten erleben dadurch eine Verbesserung ihrer Schlafqualität!

Auch in unserem Ratgeber vermischen sich neueste wissenschaftliche Erkenntnisse mit jahrzehntelanger Praxiserfahrung. Sie erfahren, warum Schlaf nicht nur ein Wunsch, sondern ein absolutes Muss für unser Wohlbefinden ist. Wir wollen Ihnen aber nicht nur die Grundlagen vermitteln, beispielsweise im ersten Hauptkapitel auf ganzheitliche Effekte des Schlafs, hormonelle Regulatoren und die Bedeutung von Träumen eingehen. Sie werden auch herausfinden, welcher Schlaftyp Sie sind und wie viel Schlaf für Sie richtig ist, um am nächsten Morgen wach und leistungsfähig zu sein.

Im zweiten Buchteil werden Sie dann Zeuge von bahnbrechenden Erkenntnissen, die den modernen Lebensstil und seinen Einfluss auf Ihren Schlaf beleuchten. Wir geben Ihnen Einblicke in die aktuelle Forschung, häufige Erkrankungen des Schlafs und auch in die Vor- und Nachteile üblicher Schlafmittel. Womöglich werden Sie verblüfft sein, welchen immensen Einfluss der Schlaf auf Ihr Wohlbefinden hat. Schlaf ist ein Geschenk, eine magische Kraft – das Elixier des Lebens, das Sie mit der richtigen Anleitung für sich nutzen können.

Das besondere Highlight ist unsere „Schlafformel nach Heiser & Sommer“ im dritten Buchteil. Mehr als nur ein Programm, umfasst sie ein von uns liebevoll gestaltetes System und zugleich die Quintessenz unserer langjährigen Arbeit und Forschung. Unsere Schlafformel verbindet bewährte Ansätze mit innovativen Methoden, die Ihr Schlafverhalten revolutionieren werden. Sie beinhaltet dabei nicht nur einzelne Tipps und Tricks, sondern stellt einen umfassenden Plan dar, der Ihnen hilft, das Optimum aus Ihren Schlafstunden herauszuholen. Freuen Sie sich schon jetzt darauf, jede Nacht als eine Reise zu erleben, bei der Sie nicht nur träumen, sondern auch heilen und Ihre Körperzellen regenerieren.

Lassen Sie uns gemeinsam auf diese Entdeckungsreise gehen, auf der Sie die Kraft und das Geheimnis guten Schlafs entdecken und nutzen können. Viele von Schlafstörungen betroffene Menschen können es oft zunächst gar nicht glauben, dass recht einfach umzusetzende positive Veränderungen des Lebensstils, wie Sie sie auch in unserer Schlafformel finden werden, eine so enorm positive Wirkung auch auf den Schlaf haben können.

Eine traumhafte Nacht haben wir also für Sie vorbereitet, die Schritte bis dorthin gehen müssen Sie selbst. Beginnen Sie noch heute, und tauchen Sie in die Welt des Schlafs ein. Wir wünschen Ihnen viel Freude und viele schlaffördernde Erkenntnisse!

Dr. med. Clemens Heiser

Prof. Dr. med. J. Ulrich Sommer

WER BESSER SCHLÄFT, IST GESÜNDER UND FITTER

Der Schlaf ist so alt wie die Menschheit, wahrscheinlich sogar noch viel älter. Auch hat sich der Schlaf während der Evolution verändert – er ist quasi mit dem Menschen und seinen Lebensbedingungen mitgewachsen. Dennoch ist die Frage, warum wir eigentlich schlafen, bis heute wissenschaftlich nicht vollständig geklärt. Viele körperliche und psychische Funktionen bzw. Mechanismen geraten im Wachzustand buchstäblich durcheinander und müssen im Schlaf neu geordnet werden.

▶ *Erfahren Sie auf den nächsten Seiten, warum Sie regelmäßig gut schlafen sollten, was dabei im Organismus passiert, welcher Schlaftyp Sie sind und was Träume bedeuten.*

Die Evolution des Schlafs

Der Schlaf ist so alt wie die Menschheit, und wahrscheinlich noch viel älter. Schlafähnliche Zustände sind bereits bei wirbellosen Tieren zu finden, und die gibt es seit mindestens 500 Millionen Jahren. Schon bei Bakterien und anderen Einzellern findet man schlafähnliche Zustände – aktive und passive Phasen, die sich dem äußeren Hell-dunkel-Rhythmus anpassen.

Veränderungen über die letzten Millionen Jahre

Klar ist, dass sich der Schlaf über diese vielen Millionen Jahre verändert hat. Jüngste Forschungsergebnisse konnten beispielsweise zeigen, dass unser Vorfahre, die Menschenaffengattung *Homo erectus,* uneingeschränkt auf zwei Beinen lief und auf dem Boden schlief. Aufgrund der kurzen Arme war ein Schlafen auf Bäumen, im Vergleich zu anderen Arten, nicht mehr möglich bzw. sehr unwahrscheinlich. Damit entfiel aber auch der Schutz vor Feinden.

Vergleichen wir unseren Schlaf mit dem anderer Primaten, stellen wir fest, dass wir am kürzesten schlafen: circa acht Stunden gegenüber zehn bis 15 Stunden Schlaf bei allen anderen Primaten. Insgesamt wurde die Evolution des Schlafs von unterschiedlichen Einflüssen geprägt. Seit jeher musste Nahrung besorgt werden, sodass ein Zustand – der Schlaf – notwendig war, um Energieressourcen zu schonen und über die körperliche Erholung verschiedene Funktionen wiederherzustellen.

Schlafstörungen sind eine weit verbreitete Volkskrankheit, 25 bis 30 Prozent aller Deutschen leiden darunter.

In der Moderne haben vor allem Ein- und Durchschlafstörungen massiv zugenommen. Wir wissen, dass heute 25 bis 30 Prozent aller Deutschen unter Schlafstörungen leiden. Dies liegt sicherlich auch daran, dass durch den Wandel der Kommunikationsmedien seit den 90er-Jahren des vorigen Jahrhunderts eine Gesellschaft existiert, die rund um die Uhr erreichbar ist – und auch konsumiert. Spätes Zubettgehen und oft schul- oder berufsbedingt frühes Aufstehen haben in den vergangenen Jahrzehnten dafür gesorgt, dass pro Nacht durchschnittlich immer weniger geschlafen wird. Hierzulande sind es knapp sieben Stunden, oft aber auch deutlich weniger.

Der Beurer Schlafatlas aus dem Jahr 2017 konnte zeigen, dass gegenüber kinderlosen Paaren oder Singles zudem Paare mit Kindern tendenziell später ins Bett gehen und früher aufstehen bzw. aufstehen müssen. Die Gründe liegen auf der Hand: am Abend die Kinder zu Bett bringen, liegen gelassene Tätigkeiten und Hausarbeiten noch rasch erledigen oder am Morgen alles für den Kindergarten und die Schule vorbereiten. Hinzu kommt oft ein festes Arbeitssystem mit vorgegebenen Dienstzeiten, was den Gestaltungsraum des persönlichen Alltags erschwert. Der gute Schlaf und die damit verbundene Erholung bleiben zwangsläufig auf der Strecke.

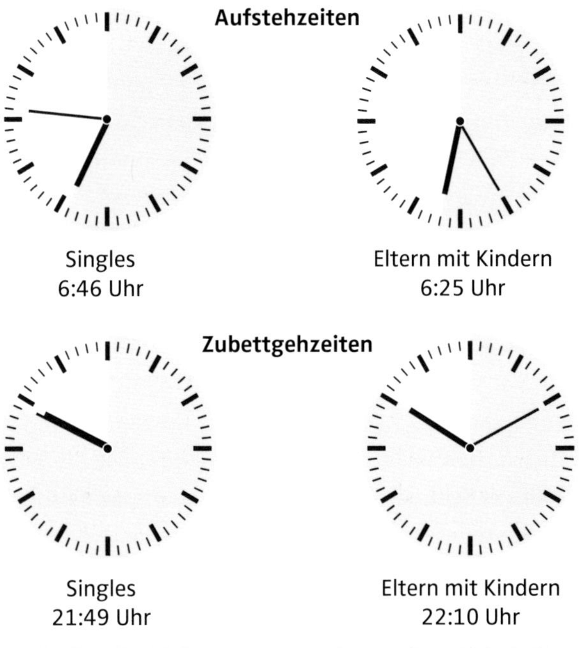
Aufstehzeiten
Singles
6:46 Uhr
Eltern mit Kindern
6:25 Uhr
Zubettgehzeiten
Singles
21:49 Uhr
Eltern mit Kindern
22:10 Uhr

Aufsteh- und Zubettgehzeiten nach Beurer Schlafatlas 2017

Mittagstief und Mittagsschlaf

Mit wenig Schlaf auszukommen, gilt in vielen Kulturen immer noch als Beweis für besondere Leistungsfähigkeit.

Mit wenig Schlaf auszukommen, gilt in vielen Kulturen als Beweis für besondere Leistungsfähigkeit. Weltweit am wenigsten schlafen die Japaner. Diese haben 20- bis 30-minütige Naps entwickelt (von Inemuri, jap. = Powermittagsschlaf), die sie mitunter mehrmals täglich durchführen. In Japan gilt man als belastbar und leistungsfähig, wenn man tagsüber solch ein Nickerchen macht, was sich in der dortigen Gesellschaft auch sehr etabliert hat.

Stellt sich die Frage, ob auch für uns die Nickerchen-Kultur, wie Schlafexperten es nennen, eine Lösung gegen Schlafprobleme sein könnte. Darauf müssen wir mit Ja und Nein antworten, denn: Einerseits wissen wir aus vielen wissenschaftlichen Untersuchungen, dass es nicht ungesund ist, einen Mittagsschlaf zu halten. Dieser kann tatsächlich gesundheitsfördernd sein. Die Kehrseite: Menschen mit Ein- und Durchschlafstörungen sollten auf diesen Tagschlaf aber eher verzichten, weil er den abendlichen Schlafdruck reduzieren kann, im schlimmsten Fall werden Schlafstörungen chronisch. Es kommt also auf die individuelle Situation an.

Umfragen belegen, dass die meisten Menschen einen Mittagsschlaf zwischen 13 und 14 Uhr bevorzugen würden. Abhängig von der richtigen Länge, kann er zahlreiche positive Wirkungen haben. Ein Powernap von zehn bis maximal 30 Minuten scheint nach der aktuellen Datenlage ideal zu sein, wenn die optimale Dauer auch individuell sehr unterschiedlich ist. Leider wird Powernapping in unserer Gesellschaft noch nicht flächendeckend anerkannt. In südlicheren Ländern (z. B. Spanien) sieht das anders aus, dort ist eine Siesta fest in den Alltag eingebunden. Mit Blick auf die unterschiedlichen Leistungslevel, die ein Mensch über den Tag verteilt erreicht (siehe Abbildung rechts), ist das auch durchaus sinnvoll.

Im mittäglichen Tief sind wir beispielsweise weniger konzentriert. Das Gedächtnis funktioniert nicht optimal, und wir sind einfach langsamer in den Dingen, die wir gerade tun. Die Leistungsfähigkeit fehlt uns dann auf allen Ebenen. Ein Powernap kann dabei behilflich sein, Stress abzubauen. Und auch die Stimmung verbessert sich. Eine Forschergruppe der Universität Düsseldorf konnte zeigen, dass sich die Gedächtnisleistung bereits nach einem kurzen Nap von sechs Minuten verbesserte. Wissenschaftlich belegt ist auch, dass ein solcher Minimittagsschlaf das Risiko einer Herzerkrankung um 37 Prozent vermindern kann, wenn der Nap mindestens dreimal pro Woche für 30 Minuten gehalten wird. Halten wir fest: Powernapping hat viele Vorteile, zu lange sollte der Mittagsschlaf aber keinesfalls dauern.

Ein Powernap kann auf dabei helfen, Stress abzubauen.

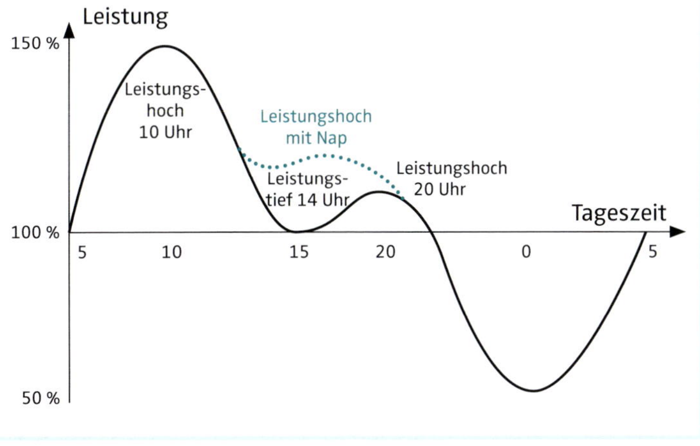

Leistungsfähigkeit im Tagesverlauf – mit und ohne Powernap. Wer mit Naps am Mittag oder Nachmittag gut zurechtkommt, wird sich dadurch oft ausgeruhter und leistungsfähiger fühlen.

Schlaf ist etwas Persönliches

Der Schlaf wurde in den letzten Jahrtausenden nicht nur gesellschaftlich geprägt, sondern auch kulturell. Bereits in der Antike, bei den alten Römern und Griechen, spielten Götter und Göttinnen beim Thema Schlaf eine große Rolle. So war in der römischen Mythologie Somus der Gott des Schlafs, in der griechischen Mythologie war es Hypnos. Die alten Römer kannten drei Schlafplätze, was die enorme Schlafbedeutung unterstreicht: ein Bett für den

Die alten Römer kannten drei Schlafplätze, was die enorme Schlafbedeutung unterstreicht.

Tag (Essen, lesen und schlafen), einen eigenen separaten Schlafraum und ein Tragebett mit mehreren Liegeplätzen.

Im Mittelalter wurde für die Menschen klar, dass ihre Seele im wachen Zustand Energie verbraucht, die sie sich im Schlaf wieder zurückholt. Ein intimier Akt dagegen war das Schlafen lange Zeit zunächst nicht. Das heißt: Der Schlaf wurde in der Öffentlichkeit vollzogen, wozu man sich ein Bett und Schlafräume teilte.

Schlaf wurde erst im 19. Jahrhundert zu einer privaten Angelegenheit.

Die ersten Schlafzimmer entstanden dann an den einzelnen Höfen des Mittelalters, waren aber zuerst der adeligen Oberschicht vorbehalten. Erst im 19. Jahrhundert hielten Schlafzimmer auch Einzug in die vornehmen Häuser – der Schlaf wurde nun zu einer privaten Angelegenheit. Gleichzeitig büßte er jedoch deutlich an Anerkennung ein. In unserer modernen Zeit verlor der Schlaf während der Industrialisierung noch mehr an Bedeutung. Die Einteilung der Tage, und damit auch der Nächte, folgte vielmehr den Erfordernissen der geregelten Arbeitswelt.

Nähe, Vertrauen, Verletzlichkeit

Aufgrund des entspannten Zustands von Körper und Geist nehmen wir während des Schlafs unsere Umgebung weniger bewusst wahr. Daher wird Schlaf von vielen als privater Moment wahrgenommen, in dem wir unseren tiefsten Wünschen, Fantasien und Gefühlen nachgehen. Hinzu kommt, dass viele Menschen ihr Schlafzimmer oft nur mit engen Familienmitgliedern oder dem Partner bzw. der Partnerin teilen. Das Schlafzimmer ist also oft ein persönlicher Raum, der für Intimität, Ruhe und Entspannung reserviert ist. Diese intime Qualität kann dadurch verstärkt werden, dass sich Menschen in ihrer Schlafumgebung einfach rundum wohl, aber auch sicherer fühlen.

Viele betrachten den Schlaf als eine sehr persönliche Angelegenheit, während ihn andere weniger mit Intimität verbinden.

Ob Schlafen als ein sehr privater, intimer Akt eingeordnet wird, unterliegt häufig kulturellen wie individuellen Unterschieden. Manche Menschen betrachten Schlaf beispielsweise nicht unbedingt als intim, sondern sehen in ihm eine notwendige biologische Funktion. Für andere hingegen ist Schlaf ein wesentlicher Teil ihres emotionalen Lebens. An erster Stelle steht dabei sicherlich die Wahrnehmung der eigenen körperlichen und emotionalen Verletzlichkeit. Im Schlaf sind unsere Muskeln entspannt, die Wachsamkeit ist reduziert. Dadurch sind wir auch nicht mehr in der Lage, auf mögliche Ereignisse im Außen zu reagieren. In einem solch verletzlichen Zustand zeigen wir uns normalerweise nur in Anwesenheit von Personen oder Wesen, denen wir wirklich vertrauen.

Allein die Tatsache, dass wir einen Raum und sogar ein Bett mit anderen Bettpartnern teilen – in der Regel Menschen, die uns sehr nahestehen – hat schon einen Einfluss auf die Intimität. Andersherum kann das Schlafen in der Nähe anderer jene Intimität und Nähe hervorbringen. Das Teilen der Intimität im Schlaf kann auch als emotionales Zeichen der Verbundenheit interpretiert werden, z. B. bei Paaren, die sich Bett und Schlafzimmer teilen. Hinzukommt, dass der Schlaf Zugang zu Träumen und dem Unterbewusstsein ermöglicht. Träume wiederum können tiefe Einblicke in unsere Gedanken, Gefühle und Wünsche geben, die wir im Wachzustand vielleicht nicht teilen würden. Auch dieser Aspekt kann dazu beitragen, dass ein schlafender Mensch den Schlaf als intimen Akt betrachtet, da er ihn in einen Zustand der Offenheit und Offenbarung versetzt.

Sicherheit in Schlafräumen mit Familientradition

In traditionellen japanischen Häusern findet sich oft gemeinsame Schlafbereiche, in denen mehrere Familienmitglieder auf dem Boden schlafen. Hier wird die enge Bindung und der gemeinschaftliche Charakter der Familie betont, aber das Schlafen nicht unbedingt als intimer Akt betrachtet. Auch in afrikanischen Gemeinschaften sind Familienstrukturen weit verbreitet, in denen mehrere Generationen unter einem Dach leben und sich ebenfalls einen Schlafraum teilen. Auch hier wird der Schlaf als Ruhephase betrachtet, aber nicht unbedingt als intimer Akt. Auch in nomadischen Kulturen teilen sich Menschen enge Räume, Zelte oder Jurten (traditionelles Zelt von Nomaden in Zentralasien), diese dienen der gemeinsamen Wärme und Sicherheit, weniger einer individuellen Intimität.

Nicht in allen Kreisen steht die Intimität des Schlafs im Vordergrund. Häufig sind es auch pragmatische Gründe, wenn Menschen Bett und Schlafräume teilen.

Werfen wir hierzu noch einen letzten Blick in unsere westliche Kultur. Hier gibt es beispielsweise Jugendherbergen oder Berghütten, in denen Reisende ihr Schlafgemach mit vielen anderen Menschen teilen. Dabei steht allerdings eher die praktische Unterbringung oder mitunter auch der soziale Aspekt im Vordergrund.

Alle diese Beispiele sollen Ihnen zeigen, dass nicht in allen sozialen und kulturellen Kreisen die Intimität des Schlafs im Vordergrund steht. Häufig sind es einfach pragmatische Gründe, wenn Menschen Bett und Schlafräume teilen.

Darum brauchen wir Schlaf

So oder so: Im Schlaf durchläuft der Mensch einen umfassenden Reparatur- und Regenerationsprozess. Letztendlich brauchen wir den Schlaf, um Dinge zu reparieren, die während des Tages kaputtgegangen sind. Besonders wichtig ist es, beschädigte Zellen zu reparieren, um den Körper wieder optimal auf den nächsten Tag vorzubereiten.

Effekte des Schlafs auf Körper und Organe

Schlaf hat sehr unterschiedliche Auswirkungen auf unseren Körper.

Stellen Sie sich einfach einmal vor, Ihre einzelnen Zellen im Körper wären Bausteine, die täglichem Verschleiß ausgesetzt sind. Der Schlaf ist wie ein gut geschulter Bauarbeiter – in diesem Fall beispielsweise Proteine –, der auftaucht, um die beschädigten Bausteine zu ersetzen und das sanierungsbedürftige Gebäude zu reparieren. Aber nicht nur Austausch und Reparatur finden in übertragenem Sinne statt, sondern auch eine regelrechte Entgiftung. Gifte und Schlacken, die sich über Tage angesammelt haben, werden ausgeschieden. Hierzu können Sie sich jede einzelne Ihrer Körperzellen wie einen kleinen Müllraum vorstellen. Der Schlaf ist wieder die Zeit, in der die Müllabfuhr kommen kann – in Form von Lysosomen. Das sind kleine Bläschen in den Zellen, die bei der Zellreinigung helfen. Eine besonders wichtige Rolle bei der Entgiftung spielt Ihre Leber, die nachts zwischen ein und drei Uhr besonders aktiv ist, um Abfallprodukte aus dem Körper zu entfernen und für einen sauberen Start am nächsten Tag zu sorgen.

Aber auch für die Ausschüttung von Wachstumshormonen ist die Zeit des Schlafs wichtig, insbesondere bei Säuglingen, Kleinkindern und Heranwachsenden. Im Schlaf vermehrt ausgeschüttete Wachstumshormone dienen dem Organismus, wie z. B. der Dünger einem Garten. Dünger, der auf einen Boden aufgebracht wird, soll das Wachstum der Pflanzen fördern. In Ihrem Körper sind Wachstumshormone notwendig, um etwa Fehler in der Erbinformation der Zellen zu reparieren, die durch freie Radikale entstanden sind. Freie Radikale sind instabile Teilchen, die Ihren Zellen schädigen können. Sie entstehen beim normalen Stoffwechsel, aber auch durch vielfältige äußere Einflüsse (z. B. Sonnenlicht bzw. UV-Strahlung). Dabei können Sie sich die Erbinformation DNA wie einen Buchstaben vorstellen, der korrigiert wird, um Tippfehler zu beseitigen. Der Schlaf ist wieder die Zeit, in der ein Redakteur erscheint – dieses Mal bestimmte Enzyme –, um solche Fehler zu korrigieren.

Während des Tiefschlafs werden Wachstum und Reparatur gefördert, insbesondere die Regeneration des Muskelgewebes.

Wissenschaftlich belegt ist auch, dass Schlaf insgesamt das Wachstum und die Reparatur von Gewebe beeinflusst. So können beispielsweise Leistungssportler nach körperlichen Aktivitäten eine deutlich bessere Leistung abrufen, wenn bis zur nächsten Trainingseinheit ausreichend geschlafen wird und so die Regeneration erfolgt. Alle Organe brauchen den lebensnotwendigen Schlaf. Schauen wir uns nur das Gehirn an: Im Schlaf werden Gedächtnisinhalte verarbeitet und zusammengefasst. Stellen Sie sich Ihr Gehirn wie einen Computer vor, der den ganzen Tag Informationen aufnimmt. Je nach Größe der Festplatte kommt das System schnell an seine Grenzen. Hier ist der Schlaf die Zeit, die dem Computer Gehirn hilft, Dateien zu sortieren, Unwichtiges zu löschen und Wichtiges in den permanenten Speicher zu übertragen. Das heißt auch: Wenn Sie etwas lernen und behalten wollen, sollten Sie im Umkehrschluss auch immer darauf achten, ausreichend Schlaf zu bekommen.

Aber nicht nur das Gehirn braucht den Schlaf, sondern auch Ihr Herz. Dieses arbeitet unermüdlich, sowohl im Wach- als auch im Schlafzustand. Es benötigt den Schlaf, um Pausen einlegen zu können. Während des Schlafs sinkt der Blutdruck, das Herz kann sich so von Belastungen erholen.

> Schlaf wirkt sich nicht nur direkt auf den Körper aus, sondern beeinflusst auch die Regulation Ihres Wohlbefindens.

Der Schlaf stärkt auch das Immunsystem. Dieses unterstützt Sie tagtäglich dabei, Infektionen abzuwehren. Der Schlaf ist in dieser Hinsicht eine Zeit, die Armee der Soldaten für die körpereigene Abwehr zu rekrutieren, zu trainieren und strategische Pläne zu entwickeln, um feindliche Eindringlinge (z. B. Viren, Bakterien) zu bekämpfen. Belegt ist auch, dass bei Menschen mit Depressionen, deren Hauptsymptom immer Ein- oder Durchschlafstörungen sind, die Abwehrkräfte deutlich herabgesetzt sein können. Andersherum stellt ausreichender und erholsamer Schlaf einen schlagkräftigen Schutzschild für die optimale Funktion des Immunsystems dar.

Effekte des Schlafs auf Wohlbefinden und Emotionen

Schlaf hat nicht nur einen direkten Effekt auf Ihren Körper, sondern auch auf Ihre Emotionen und Ihr allgemeines psychisches Wohlbefinden. Vor allem während der Traumphase, dem REM-Schlaf (siehe Seite 23), werden emotionale Erlebnisse verarbeitet und Emotionen reguliert. Sie können sich dazu bildhaft Ihre Gefühle wie Wolken vorstellen, die am Himmel vorüberziehen: Während des Schlafs wird der Himmel immer klarer, da sich die Wolken aufzulösen beginnen. In dieser Phase können positive wie negative Emotionen verarbeitet werden. Geht man davon aus, dass der REM-Schlaf – der typischerweise durch seine schnellen horizontalen Augenbewegungen charakterisiert ist (siehe Seite 23) – eine der wichtigsten Phasen des Schlafs ist, so entfallen bei einer durchschnittlichen Schlafdauer von sieben bis acht Stunden etwa zwei Stunden auf diesen REM-Schlaf. Eine Zeit, in der sich der gesamte Körper in einer absoluten Tiefschlafstarre befindet, während jedoch Ihr Gehirn hellwach ist.

Schlaf ist wichtig für die Verarbeitung negativer Emotionen.

Ein Forscherteam fand vor einigen Jahren heraus, dass unsere Nervenzellen vermutlich auch die Übertragung negativer Emotionen im Schlaf blockieren. Offenbar befinden sich dabei die Nervenzellen während des REM-Schlafs in unterschiedlichen Zuständen: Während die Zellkörper im Tiefschlaf sind, befinden sich die Dendriten – die Zellfortsätze der Nerven, die wie Antennen wirken und Signale empfangen und weiterleiten können – in einem absoluten Wachzustand. Beide sind also voneinander entkoppelt. Durch die Deaktivierung des Zellkörpers wiederum wird die Weiterleitung negativer Informationen blockiert. Ein Zustand, durch den Ihr Gehirn auch in der Lage ist, zwischen Sicherheit und Gefahr zu unterscheiden.

Die Natur hat diesen cleveren Mechanismus wahrscheinlich gerade im Hinblick auf die psychische Gesundheit eingerichtet. Denn wenn zu viele negative Emotionen übertragen werden, kann es zu einer Überreaktion kommen, schlimmstenfalls zu einer psychischen Störung. Bei alledem ist besonders spannend, dass nicht nur der Schlaf die Gefühle beeinflusst, sondern auch umgekehrt. Ein Beispiel hierfür ist das vielen nur allzu gut bekannte Gedankenkarussell am Abend, das häufig ursächlich dafür ist, dass sich kein erholsamer Schlaf einstellen will. Als Schlafmediziner kennen wir dieses Problem auch von unseren Patientinnen und Patienten nur zu gut. Damit in Verbindung stehen oft entsprechend viele Emotionen, die nicht nur am Tag das Verhalten, sondern nachts eben auch den Schlaf beeinflussen.

Emotionaler Stress ist die häufigste Ursache für Schlafstörungen.

Vor allem emotionaler Stress ist die häufigste Ursache für Schlafstörungen. Betroffene sind oft nicht mehr in der Lage, ihre Emotionen zu kontrollieren und sich von ihnen zu lösen, was schließlich zu Ein- und Durchschlafstörungen führt. Andersherum kann der gute Schlaf belastende Gefühle vermindern. Eine peinliche Situation erleben wir beispielsweise als weitaus weniger peinlich, wenn wir einmal darüber geschlafen haben – ganz nach dem Motto: „Mach dir nicht so viele Gedanken. Schlaf einfach eine Nacht drüber." Tatsächlich hat die Schlafforscherin Christine Blume herausgefunden, dass sich nach einigen Stunden Schlaf weniger Menschen für eine peinliche Situation schämen. Gemessen hat die Forscherin diesen Effekt am Erröten des Gesichtes.

Christine Blume nahm dazu Freiwillige beim Karaoke-Singen auf und ließ sie am darauffolgenden Tag den eigenen Gesang nochmals bewerten. Zuvor hatte das Forscherteam um die Wissenschaftlerin dafür gesorgt, dass der Gesang den Beteiligten am Karaoke-Tag wirklich peinlich war. Dazu spielten sie die Musik sehr laut, sodass die Sänger ihre eigene Stimme nicht hören konnten. Wer das zu Hause schon einmal ausprobiert hat, weiß, dass man dann die Töne meist tatsächlich nicht mehr richtig trifft, selbst Profisängern passiert das. Das Studienergebnis: War die Situation am Karaoke-Tag hoch peinlich, ließ sich am Tag danach feststellen, dass die Sängerinnen und Sänger beim erneuten Anhören ihres Gesangs nun weniger rot wurden. Das Gefühl der Peinlichkeit wurde demnach am Folgetag nicht mehr als so negativ erlebt.

Effekte des Schlafs auf das tägliche Leben

Zusammenfassend könnte man mit Blick auf unseren Alltag sagen, dass der Schlaf die wichtigste Lebenszeit ist – das Elixier unseres Lebens. Und die Stunden, in denen wir wach sind, sind nur eine Art zwangsläufige Unterbrechung der Ruhezeit, denn wir müssen uns beispielsweise ernähren und wie jede Art fortpflanzen. Belegt ist auch, dass wir nicht am Tag schlauer werden, sondern im Schlaf. Zudem wachsen unsere Muskeln, Selbstheilungsprozesse gehen vonstatten, das Immun- und Hormonsystem läuft auf Hochtouren – all das, während wir schlafen. Der rumänische Philosoph Emil M. Cioran sagte einmal, das Geheimnis des Lebens sei der Schlaf, der das, was wir Liebe nennen, erst möglich mache.

Belegt ist, dass wir nicht am Tag schlauer werden, sondern im Schlaf.

Auch aus Sicht unserer Umwelt ist es sinnvoll, dass Menschen schlafen, denn in diesen Momenten können sie nichts Böses tun. Sie sind friedlich und genügsam und schonen die Umwelt. Sie können den Schlaf auch mit der Ladestation Ihres Autos vergleichen, mit der Sie Nacht für Nacht Ihren Körper wieder aufladen – um für alle Herausforderungen Ihres täglichen Lebens gewappnet zu sein. Die Bedeutung des Schlafs ist also keine geringere, als dass wir ohne ihn nicht leben könnten. Eigentlich sollten wir uns jede Nacht darauf freuen, schlafend Körper und Geist etwas Gutes zu tun.

Guter Schlaf kann viele Krankheiten verhindern

Nach allem, was Sie bis hierhin schon erfahren haben, wird klar, dass ein qualitativ oder quantitativ schlechter Schlaf auf Dauer krank machen kann. Umgekehrt hilft guter Schlaf, vielen Krankheiten vorzubeugen. Wissenschaftlich belegt ist, dass ausreichender Schlaf beispielsweise das Risiko für Herzkreislauferkrankungen, Herzinfarkt und Schlaganfall senken kann. Die Natur hat es so eingerichtet, dass im Schlaf nicht nur der Blutdruck sinkt, sondern auch die Ausschüttung von Stresshormonen reduziert wird, was sich ebenfalls positiv auf das Herzkreislaufsystem auswirkt. Um sich diese Bedeutung noch besser bewusst machen zu können, hilft die Vorstellung eines Automotors: Fahren Sie im dritten Gang dauerhaft hochtourig mit Tempo 100, wird Ihr Motor – also Ihr Herz – rasch kaputtgehen. Wird der Motor aber angemessen belastet, nicht überlastet und regelmäßig gewartet, läuft er rund. Genau diese Wartung passiert nachts, wenn Sie schlafen.

Guter Schlaf hilft uns, vielen Krankheiten vorzubeugen.

Zu wenig Schlaf führt zu einem verstärkten Verlangen nach ungesunden, vor allem zucker- und fettreichen Nahrungsmitteln.

Schlaf trägt auch dazu bei, Ihre Insulinempfindlichkeit zu erhalten. Diesen Begriff haben Sie sicherlich schon gehört: Insulin ist ein Hormon, das Sie brauchen, um Ihren Blutzuckerspiegel zu regulieren. Gelingt das nicht bzw. entwickeln Sie eine schlechte Insulinempfindlichkeit, steigt Ihr Risiko, an Diabetes – der bekannten Zuckerkrankheit – und auch Herzleiden zu erkranken. Einfach erklärt: Insulin funktioniert wie ein Schlüssel, der die Schlösser der einzelnen Zellen in Ihrem Körper öffnet, damit zugeführte Energie in Form von Glukose (Zucker) in die Zellen gelangen kann. Der Schlaf trägt dazu bei, dass dieser Schlüssel auch perfekt in die Zellentüren passt.

Aus der Schlafforschung wissen wir heute, dass der Zusammenhang zwischen ausreichendem Schlaf und der Gewichtskontrolle sehr komplex ist. Wussten Sie, dass ein gesunder Schlaf sogar entscheidend dazu beitragen kann, dass Sie ein gesundes Körpergewicht haben und auch aufrechterhalten können? Tatsächlich können Sie im Schlaf und durch eine regelmäßige gute Nachtruhe vieles dazu beitragen, um Übergewicht und der Fettleibigkeit Adipositas vorzubeugen. Ist das nicht fantastisch?

Eine entscheidende Rolle für unser Sättigungsgefühl spielt das Hormon Leptin. Eine Abnahme dieses Hormons kann zu übermäßigem Essen führen. Sie können sich denken, worauf wir hinauswollen: Schlafmangel führt dazu, dass dieses Hormon aus dem Gleichgewicht gerät. Das Fatale daran ist, dass ein dauerhaftes Ungleichgewicht des Leptins zu einem Cravingeffekt führen kann, dem verstärkten Verlangen nach vor allem zucker- und fettreichen Nahrungsmitteln. Ein gesunder Schlaf dagegen kann das Craving – den unerwünschten Heißhunger – deutlich unterdrücken. Mehr über körpereigene Hormone, die unmittelbar mit dem Schlaf in Verbindung stehen, finden Sie ab Seite 28.

Halten wir hier zunächst fest: Wir wissen, dass guter Schlaf in Kombination mit gesunder Ernährung und ausreichender Bewegung zu den entscheidenden Bausteinen für ein gesundes und langes Leben gehört. Deswegen ist es so wichtig, dass Sie jeden Tag für ausreichend gesunden Schlaf sorgen. Wie die einzelnen Schlafphasen aufgebaut sind, schauen wir uns jetzt an.

Das passiert beim Schlafen

Bereits im Jahr 1952 haben die beiden US-amerikanischen Schlafforscher Eugene Aserinsky und Nathaniel Kleitman eine der wichtigsten Entdeckung der gesamten Schlafforschung gemacht. Dem jungen Studenten Aserinsky war damals aufgefallen, dass vor allem kleine Kinder beim Schlafen Augenbewegungen machten. Er konnte zeigen, dass die Augen unter den Lidern rasch von einer Seite zur anderen schossen. Gleichzeitig fiel ihm auf, dass die damit verbundenen Schlafphasen eine ausgeprägte Aktivität im Gehirn zeigten, die wiederum der Hirnaktivität im Wachzustand sehr ähnelten.

Zwischen diesen Phasen der schnellen Augenbewegungen gab es weitere längere Phasen, in denen die Augen ruhig blieben. Eugene Aserinsky fand heraus, dass sich die Phasen mit schnellen und ohne Augenbewegungen in regelmäßigen Zyklen wiederholten. Dies war die Entdeckung des REM- und des Non-REM-Schlafs. Die Abkürzung REM steht für rapid eye movement (engl. = schnelle Augenbewegung).

Eugene Aserinskys Ergebnisse stellten die damals weit verbreitete Annahme infrage, dass Schlaf lediglich ein passiver Zustand und auch das Gehirn inaktiv sei. Vielmehr konnte der Forscher gemeinsam mit seinem Doktorvater Nathaniel Kleitman nachweisen, dass das Gehirn während des REM-Schlafs hochaktiv war und dass sich die Augen schnell in verschiedene Richtungen bewegten. Eine bahnbrechende Errungenschaft, die zeigte, dass wir Menschen nicht einfach schlafen, sondern zwei komplett unterschiedliche Schlafphasen erleben:

> Der Non-REM-Schlaf lässt sich in verschiedene Stadien einteilen: die Einschlafphase, der Leichtschlaf und der für die Regeneration notwendige Tiefschlaf.

- REM-Schlaf (auch Traumschlaf genannt): Schlaf mit raschen Augenbewegungen
- Non-REM-Schlaf: Schlaf ohne rasche Augenbewegungen

Die unterschiedlichen Stadien in der Nacht

In den Folgejahren stellte man fest, dass der neu erforschte Non-REM-Schlaf sich in einzelne Phasen unterscheiden ließ: die Schlafstadien eins bis vier. Seit 2006 wird eine Unterscheidung in Schlafstadium drei und vier allerdings nicht mehr vorgenommen, sondern beide als drittes Schlafstadium zusammengefasst. Eugene Aserinsky hatte zudem in den 1950er-Jahren an seiner Tochter Esther herausgefunden, dass sich die beiden Schlafphasen REM und Non-REM etwa alle 90 Minuten wiederholten. Damit war auch klar, dass es eine Abfolge von Schlafzyklen gibt:

Die Schlafzyklen

Begeben wir uns mit diesem Wissen auf eine nächtliche Reise in den Schlaf, um diese einzelnen Schlafphasen zu durchlaufen, dann beginnt diese Reise für die meisten Menschen etwa gegen 23 Uhr. Der ein oder andere mag früher oder später zu Bett gehen, was jedoch lediglich die Phasen etwas verschiebt. Nehmen wir weiterhin an, dass unsere Reise ein achtstündiger Schlaf ist, den im Durchschnitt auch die meisten von uns für die Erholung benötigen.

Fakten, die man kurz vor dem Schlafengehen mehrfach wiederholt hat, werden am nächsten Morgen gut erinnert.

Es geht los: Wenn Sie also wohlgebettet in das Land der Träume starten, dann kommen Sie über die Einschlafphase (N1) in den Leichtschlaf (N2), um schließlich den für eine tiefgreifende körperliche Erholung notwendigen Tiefschlaf (N3) zu erreichen. Danach folgt in den meisten Fällen der Traumschlaf mit den schnellen Augenbewegungen (REM).

Jeder von uns hat einen festen zeitlichen Schlafzyklus, der wie gesagt normalerweise zwischen 90 und 110 Minuten beträgt (Definition der amerikanischen National Sleep Foundation 2021). Dieser Zyklus ändert sich im Laufe der Nacht lediglich bezüglich der jeweiligen zeitlichen Anteile an REM- und Non-REM-Schlaf (siehe Tabelle). In der ersten Nachthälfte bis circa zwei Uhr werden Sie normalerweise mehr Tiefschlaf haben, während die zweite Nachthälfte mit mehr Traumschlaf versehen ist.

Durchschnittliche Dauer der Schlafstadien

SCHLAFPHASE	SCHLAFSTADIUM	NORMALE LÄNGE
Einschlafphase	N1	1 bis 7 Minuten
Leichtschlafphase	N2	10 bis 25 Minuten
Tiefschlafphase	N3	20 bis 40 Minuten
Traumphase	REM	10 bis 60 Minuten

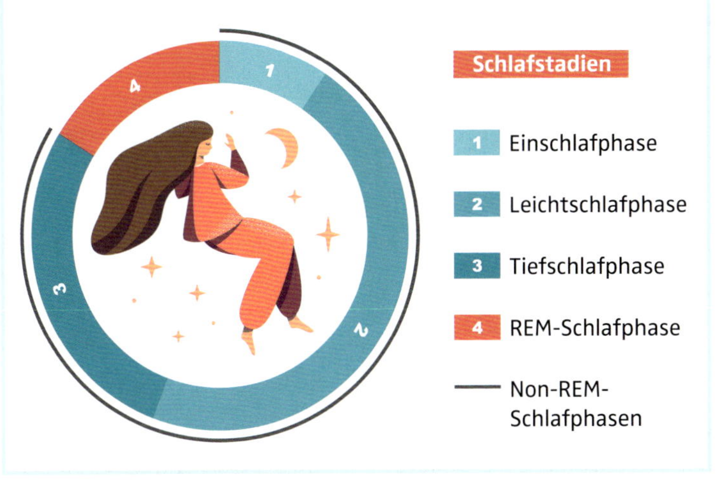

Die vier Schlafphasen

Nun können Sie die berechtigte Frage stellen, warum sich die Natur so ein komplexes, sich abwechselndes Phasensystem für den Schlaf ausgedacht hat. Wäre es nicht einfacher, ein Schlafstadium komplett zu durchlaufen? Warum braucht es diesen Zyklus? Ehrlicherweise müssen wir Ihnen sagen, dass man bis heute nur darüber spekulieren kann. Vieles ist wissenschaftlich noch nicht geklärt und Gegenstand weiterer Forschung.

Wir vermuten, dass es die Abfolge der Schlafzyklen womöglich braucht, um den Speicherplatz im Gehirn hin- und herzuschieben, denn wir wissen ja bereits, dass im Tiefschlaf unnötiges Wissen vom Tage ausgemistet wird. Und das passiert wiederum vermehrt in der ersten Nachthälfte, um dann mithilfe des Traumschlafs Wissen und andere komplexe Prozesse speichern zu können. Beispiel: Belegt ist, dass neu gelernte Fakten, die kurz vor dem Schlafengehen wiederholt werden, am nächsten Morgen mit einer höheren Wahrscheinlichkeit erinnert werden.

Regulatoren und Schalter für den Schlaf

So weit, so gut. Aber wieso werden wir überhaupt müde oder schläfrig? Geregelt wird das über Gene, die unseren inneren Rhythmus bestimmen, über äußere Faktoren, die uns zusätzlich beeinflussen können, sowie über verschiedene Schaltkreise und Hormone, die den Schlaf und das Wachsein steuern. Hormone sind als Botenstoffe im Körper die Regenten des guten Schlafs und sorgen dafür, dass Sie abends müde werden, nachts schlafen und sich am Tag wieder fit fühlen. Schauen wir dafür zunächst auf den Wecker in unserem Gehirn – *das Reticular Activating System* oder kurz RAS (engl. = retikuläres Aktivierungssystem).

Reticular Activating System (RAS)

Sie können sich das so vorstellen, dass ein Teil Ihres Gehirns tatsächlich wie ein Wecker funktioniert, der dafür sorgt, dass Sie tagsüber aufmerksam sind und bleiben können. Die Hauptaufgabe dieses Systems besteht darin, Sie wach zu halten. Das RAS empfängt Signale aus verschiedenen Teilen Ihres Körpers, aber auch aus der Umwelt. Es verarbeitet z. B. Geräusche oder Dinge, die Sie sehen, aber auch Berührungen, die Sie fühlen. Das RAS filtert all diese Signale und entscheidet, welche davon wichtig sind und Ihre Aufmerksamkeit verdienen.

Nachts, wenn Sie schlafen, wird die Aktivität des RAS im Gehirn dann gedämpft. Das hilft Ihnen dabei, ruhig schlafen zu können und in die verschiedenen Schlafphasen einzutauchen, während sich Ihr Körper erholt. Das RAS ist also ein Schalter für den Wachzustand und hilft dabei, zwischen Wachsein und Schlafen wechseln zu können. Man könnte es auch mit einem Türsteher in einem Club vergleichen, der entscheidet, wer hineinkommt und wer draußen bleibt. Auf ähnliche Weise reguliert das RAS, wie Sie sich fühlen und wie wach Sie sind, abhängig von Ihrer Umgebung und alltäglichen Aktivitäten.

Die Kommandozentrale: Hypothalamus

Der Hypothalamus kann verschiedene Signale im Körper aussenden, um den Schlaf zu regulieren, z. B. durch Absenkung der Körpertemperatur.

Ein besonders wichtiger Schalter im Gehirn ist der Hypothalamus. Er ist eine Art Kommandozentrale im Zwischenhirn, die viele wichtige Aufgaben erfüllt, eine davon ist die Kontrolle des Schlafs. Dafür ist er zum einen an der hormonellen Regulation beteiligt und bildet bestimmte Steuerhormone (z. B. die Releasinghormone GnRH, GHRH, TRH und CRH), er reguliert aber auch die Wach- und Schlafphasen sowie beispielsweise die Körpertemperatur. Auch die Übergänge zwischen den einzelnen Schlafstadien werden vom Hypothalamus gesteuert, darunter der Übergang von der Wachphase in den Tief- und Traumschlaf (REM). Wie Sie schon erfahren haben, hat jede dieser Phasen ja ihre eigenen Aufgaben, der Hypothalamus sorgt dafür, dass auch alle Phasen wirklich durchlaufen werden.

Im Schlaf laden wir sprichwörtlich unsere Batterien wieder auf.

Insgesamt könnte man sagen, dass der Hypothalamus wie der Dirigent eines Orchesters agiert. Er gibt Anweisungen, damit alle Instrumente zur richtigen Zeit spielen und die Musik harmonisch klingt. Vieles ist sicher noch ungeklärt und bedarf weiterer Forschung, um genau zu verstehen, wie diese komplexen Mechanismen zusammenspielen. Aber nicht nur die Schalter und Regulatoren, die für Wachen und Schlafen verantwortlich sind, bedürfen weiterer Untersuchungen, auch gilt es besser zu verstehen, wie genau die einzelnen Prozesse miteinander interagieren und ineinandergreifen. Schauen wir uns dazu nun noch ausführlicher die Vielfalt der schon angesprochenen Hormone an, die wir für die Regulation des Schlafs benötigen.

Hormone: Regenten über den guten Schlaf

Melatonin gehört sicherlich zu den Begriffen, die auch Ihnen in Zusammenhang mit dem Schlaf als Erstes einfallen. Dieser wichtige und vor allem in den letzten Jahren sehr bekannt gewordene Botenstoff ist eine der zentralen Komponenten, die uns müde machen. Aber auch das Adenosin, die Glückshormone Serotonin und Dopamin sowie das Stresshormon Cortisol und weitere Botenstoffe beeinflussen den Schlaf. Schauen wir sie uns näher an.

Melatonin, das Wunderschlafhormon

Melatonin wird im zentralen Nervensystem des Gehirns in der Zirbeldrüse (Epiphyse) produziert. Und wieder stellt sich die Frage: Woher weiß die Zirbeldrüse, ob sie gerade Melatonin produzieren soll? Die Antwort ist relativ einfach: Die Zirbeldrüse erhält über Nervenbahnen von der Netzhaut im Auge die Information, ob Licht vorhanden ist oder nicht. Demnach hemmt Tageslicht die Melatoninproduktion. Diese fährt wieder nach oben, sobald es jedoch dämmert oder dunkel wird. Ihr Körper erhält so das Signal, dass Sie schlafbereit sind. Licht beeinflusst nicht nur die Melatoninproduktion, sondern auch die Körpertemperatur, die normalerweise gegen Abend sinkt. Das Melatonin fördert, dass die Körpertemperatur in der Nacht noch weiter sinkt, Sie also immer schläfriger werden.

Am meisten Melatonin wird normalerweise zwischen Mitternacht und zwei Uhr morgens ausgeschüttet. Danach nimmt die Produktion in der Regel ab und bleibt den ganzen Tag über auf einem niedrigen Niveau. Klinische Studien haben interessanterweise gezeigt, dass eine niedrige Melatoninkonzentration aber nicht immer zu einer verminderten Schlafqualität und Schlafmangel führt. So beobachtete man bei Patienten, denen wegen eines Hirntumors die Zirbeldrüse entfernt werden musste, im weiteren Verlauf nur geringe Auswirkungen auf den Schlaf. Anscheinend passt sich der Körper in irgendeiner Form an veränderte Bedingungen an, um den natürlichen Schlaf-wach-Rhythmus – auch zirkadianer Rhythmus genannt – weiterhin aufrechtzuerhalten.

Ein niedriger Melatoninspiegel kann den Schlaf stören, ein hoher Melatoninspiegel hingegen fördert den Schlaf.

Auch die verschiedenen Jahreszeiten beeinflussen die Melatoninproduktion. Das bedeutet: Ändert sich auch die Länge des Tages und der Nacht, wirkt sich das ebenfalls darauf aus, wann wie viel Melatonin produziert wird. Die Jahreszeiten haben damit indirekt teilweise auch einen Einfluss auf die Schlafqualität. Deshalb sind viele Menschen im Frühjahr und Sommer meist länger wach und weniger müde als im Winterhalbjahr. Es verwundert kaum: Sind die Tage kürzer, und bekommen wir weniger Tageslicht, produzieren wir mehr Melatonin. Das erklärt auch das häufig erhöhte Schlafbedürfnis in der dunklen Jahreszeit.

Fragen Sie sich gerade, was es dann mit der viel zitierten Frühjahrsmüdigkeit auf sich hat? Diese bleierne Schwere, obwohl doch die Tage länger werden und mehr Tageslicht zur Verfügung steht? Wissenschaftlich betrachtet nimmt man an, dass es Menschen gibt, die sehr sensibel auf diese Umstellung der Melatoninproduktion reagieren, was sich durch eine erhöhte Tagesmüdigkeit bemerkbar machen kann. Ein Phänomen, das sehr individuell ist.

Nicht nur die Jahreszeiten, auch das Alter hat Einfluss auf die Melatoninproduktion.

Für alle gilt: Generell steigt mit Lebensbeginn die körpereigene Melatoninproduktion nach und nach an und erreicht gegen Ende der Pubertät ihren Höhepunkt. Dies könnte übrigens auch erklären, warum Jugendliche ein überdurchschnittlich hohes Schlafbedürfnis haben. Nach der Pubertät produziert die Zirbeldrüse über die folgenden Jahre und Jahrzehnte hinweg immer weniger Melatonin. Im Erwachsenenalter kann es deswegen so weit kommen, dass kaum noch Melatonin nachweisbar ist und es uns insbesondere im fortgeschrittenen und hohen Alter schwerer fällt, einzuschlafen.

Adenosin, das Sandmännchen

> Melatonin galt lange als das zentrale Schlafhormon, heute wissen wir, dass es noch andere Stoffe gibt, z. B. das „Sandmännchen" Adenosin.

Melatonin galt lange als das zentrale Schlafhormon, heute wissen wir, dass es noch andere Stoffe gibt, z. B. das „Sandmännchen" Adenosin. Adenosin ist kein Hormon im eigentlichen Sinne, es handelt sich um eine chemische Verbindung aus einem Produkt unserer DNA – der Erbinformation – und Zuckermolekülen, die an einer Vielzahl von biologischen Prozessen beteiligt ist. So hat Adenosin eine beruhigende Wirkung und hemmt verschiedene Gehirnbereiche, allen voran Regionen, die unsere Aufmerksamkeit und Erregung steuern. Anders als beim Melatonin steigt der Adenosinspiegel im Laufe des Tages allmählich an. Je höher der Spiegel im Gehirn ist, desto schwieriger wird es, wach zu bleiben – Sie werden schläfrig und der Körper erhält schließlich das Signal, dass es Zeit zum Schlafen ist.

Die Förderung der Schläfrigkeit und schließlich des Schlafs als solches wird in der Schlafmedizin auch als zunehmender Schlafdruck bezeichnet. Sie können sich diesen Prozess auch wie eine kleine Batterie im Kopf vorstellen, die das zentrale Nervensystem mit Energie versorgt. Wenn Sie wach sind, wird viel Energie verbraucht und der Füllstand der Batterie nimmt ab – ein kontinuierlicher Entleerungsprozesses also, in dem nun das Adenosin produziert wird und alle Gehirnaktivitäten ausbremst. Zwar arbeitet unser Gehirn während des Schlafs weiter. Dabei wird aber das über den Tag angesammelte Adenosin abgebaut – der Adenosinspiegel sinkt, sodass wir uns beim Aufwachen erfrischt und energievoll fühlen.

Ein weiterer spannender Aspekt: Adenosin ist am Verdauungsprozess beteiligt. Wenn Sie Glukose mit der Nahrung aufnehmen und diese verstoffwechselt wird, entsteht das Molekül Adenosintriphosphat, kurz ATP. Dieses ist vor allem für die Energieübertragung zwischen einzelnen Zellen wichtig. Der entscheidende Zusammenhang: Wenn dieses Energiemolekül ATP über den Tag verbraucht wird, entsteht als Abfallprodukt – Sie ahnen es – das beschriebene Adenosin. Unausgeschlafen am Morgen zu sein, liegt weiterhin häufig schlicht daran, dass zu wenig geschlafen und infolgedessen der Adenosinspiegel noch nicht komplett abgebaut wurde.

Vielleicht gehören auch Sie zu dem Teil der Bevölkerung, der täglich vom Wecker geweckt werden und unausgeschlafen aufstehen muss. Rund 72 Prozent der Deutschen trinken deswegen täglich oder regelmäßig Kaffee und andere koffeinhaltige Getränke. Tatsächlich nehmen Sie durch den Koffeinkonsum – gewollt oder ungewollt – Einfluss auf die beschriebenen Mechanismen des Sandmännchens.

> Rund 72 Prozent der Deutschen trinken täglich oder regelmäßig Kaffee und andere koffeinhaltige Getränke, um wach zu werden oder zu bleiben.

Der Wachmacher stellt eine Blockade für Adenosin dar. Grund hierfür ist, dass Koffein im Gehirn an die gleichen Zellen andockt, wodurch zunächst das Gefühl vermittelt wird, richtig wach zu sein – trotz hoher Adenosinspiegel. Sobald das Koffein vom Körper abgebaut wurde, kann wiederum das Adenosin an den nun freien Rezeptoren der Zelle andocken und die Schläfrigkeit fördern. Durch das Trinken von Getränken mit viel Koffein in hohen Mengen wird daher auch zeitversetzt eine übermäßige Menge an Adenosin aufgebaut. Wer mehr als etwa drei bis vier Tassen Kaffee trinkt bzw. koffeinhaltige Getränke in hohen Mengen über den Tag konsumiert, kann deswegen mitunter im weiteren Verlauf einen gegenteiligen Effekt erreichen – das Koffein macht also nicht mehr fit, sondern müde. Ein nicht enden wollender Teufelskreis, wenn versucht wird, dagegen erneut mit viel Koffein gegenzusteuern.

Serotonin, das Glückshormon

Das bekannte Glückshormon Serotonin ist ebenfalls an der Regulation des Schlafs beteiligt. Es wirkt beruhigend und stimmungsaufhellend und wird deswegen oft auch als Wohlfühlhormon bezeichnet. Am Morgen erleichtert es uns den Übergang vom Schlaf zum Wachzustand und sorgt tagsüber dafür, dass wir auch wach und aufmerksam bleiben. Hierbei spielt wiederum ausreichend Tageslicht eine wichtige Rolle. Doch wenn die Sonne untergeht, die Lichtintensität abnimmt und es dunkel wird, sinkt auch der Serotoninspiegel, was wiederum die Ausschüttung des Schlafhormons Melatonin fördert. Beide Botenstoffe sind also in einer Art Wechselwirkung eng miteinander verbunden.

Das Wechselspiel zwischen den Glückshormonen Dopamin und Serotonin trägt zur psychischen Stabilität bei.

Serotonin trägt auf diese Weise mit zur Regulierung der Schlafdauer und der Qualität des Schlafs bei. Ein ausgeglichener Serotoninspiegel hilft, einen normalen Schlaf-wach-Rhythmus aufrechtzuerhalten und einen erholsamen Nachtschlaf zu gewährleisten. Auch die Struktur des Schlafs wird von Serotonin beeinflusst. Vor allem während des Traumschlafs, der REM-Phase, ist die Serotoninkonzentration am niedrigsten, wodurch Träume intensiver und lebendiger werden können. Zudem steht Serotonin in engem Zusammenhang mit unserer Stimmung. Es spielt beispielsweise eine entscheidende Rolle bei der Regulierung von Depressionen, Stress und Angst. Wichtig ist festzuhalten, dass ein Ungleichgewicht der Serotoninkonzentration immer auch zu Schlafstörungen führen kann.

Dopamin, das Antriebshormon

Auch das zweite Glückshormon Dopamin ist am Schlaf-wach-Rhythmus beteiligt. Es wird normalerweise ausgeschüttet, wenn Erfolg, Glück, eine Belohnung erwartet wird oder Sie sich beispielsweise auf etwas freuen. Dopamin kann allerdings süchtig machen und dazu führen, dass Sie danach streben, immer mehr von dem zu erleben oder zu haben, was Ihre Glücksgefühle ausgelöst hat. So ist es auch möglich, dass Dopamin dazu anregt – oder besser gesagt fortwährend antreibt –, immer mehr Neues, immer schneller und auch immer höhere Ziele anzustreben. Diese Motivation kann positiv sein, aber auch ins Negative und in eine Überforderung kippen. Die Grenzen zwischen wichtig und unwichtig können dabei verwischen. Aktivitäten und Substanzen, die die Ausschüttung von Dopamin stimulieren und zu einer Art Rauschgefühl führen können, sind:

- **Essen** Auch der Verzehr von schmackhaftem Essen kann die Dopaminausschüttung stimulieren.
- **Soziale Interaktionen** Positive soziale Erlebnisse wie Verliebtheit können ebenfalls die Dopaminausschüttung erhöhen.
- **Drogen** Viele psychoaktive Substanzen, insbesondere Stimulanzien wie Kokain und Amphetamine, erhöhen die Dopaminaktivität im Gehirn, was zu Euphorie führt.

> Ganz unterschiedliche Aktivitäten und Substanzen können die Ausschüttung von Dopamin stimulieren und zu einer Art Rauschgefühl führen.

Während Dopamin uns ein Gefühl der Belohnung und des Vergnügens vermittelt, ist es wichtig zu beachten, dass eine übermäßige oder chronische Stimulation des Dopaminsystems, wie sie durch Drogenmissbrauch verursacht werden kann, schädliche Auswirkungen haben und zur Entwicklung von Abhängigkeit führen kann.

Cortisol, das Stresshormon

Bleibt noch ein weiterer großer Player und direkter Gegenspieler des Melatonins zu nennen: das Stresshormon Cortisol, das in der Nebennierenrinde gebildet wird, die ihrerseits von der Hirnanhangdrüse (Hypophyse) gesteuert wird. Auch Cortisol ist ein lebensnotwendiger Botenstoff, weil er den Körper mit Energie versorgt. Cortisol sorgt dafür, dass der Blutzuckerspiegel steigt und gegen drei Uhr morgens der Aufwachprozess allmählich beginnt. Schon in der Nacht wird also die Cortisolproduktion angekurbelt – gesteuert durch unsere innere Uhr. Normalerweise spielt es deswegen auch keine Rolle, wann Sie ins Bett gegangen sind. Menschen, die etwa aufgrund einer Tätigkeit in Nachschicht regelmäßig erst gegen zwei oder drei Uhr ins Bett gehen, haben oft Schwierigkeiten, einzuschlafen, da das aktiv werdende Cortisol sie wacher macht. Hinzu kommt, dass der Schlaf bei einem späten Zubettgehen in der Regel weniger fest oder tief ist als bei frühen Zubettgehzeiten.

Durch die Schlafforschung ist belegt, dass nicht nur Melatonin eine wichtige Rolle spielt, sondern verschiedene Hormone den Schlaf-wach-Rhythmus regulieren.

Beginnend ab etwa drei Uhr nachts liegt die Hochphase der Cortisolproduktion zwischen etwa sechs und neun Uhr morgens. Im weiteren Tagesverlauf bis zum Nachmittag sinkt die Cortisolkonzentration allmählich wieder ab. Vor allem bei großer körperlicher oder geistiger Anstrengung kann vermehrt Cortisol ausgeschüttet werden. Ein Effekt, der lange nachwirken kann, da Cortisol im Vergleich zu anderen Hormonen nur relativ langsam abgebaut wird. Dies ist auch einer der Gründe dafür, warum man z. B. auf intensiven Sport kurz vor dem Schlafengehen eher verzichten sollte.

Weitere Hormone, die den Schlaf beeinflussen

Es gibt zahlreiche weitere Hormone, die den Schlaf steuern und beeinflussen. Nicht immer haben diese Botenstoffe die Schlafregulation als Hauptaufgabe, sondern sind in andere Steuerungsmechanismen eingebunden. Ein typischer Vertreter in diesem Zusammenhang ist Prolaktin.

Prolaktin, das appetitfördernde Hormon

Prolaktin reguliert nicht nur den Schlaf, sondern auch die Nahrungsaufnahme bzw. Ihren Appetit. Wenn wir schlafen, ist die Konzentration dieses Hormons im Körper erhöht. Wird der Schlaf jedoch gestört – und dafür reicht schon die geringste Ruhestörung aus –, sinkt die Prolaktinkonzentration rapide ab und damit auch die erholsame Wirkung des Schlafs. Das entstandene Schlafdefizit wird am nächsten Tag durch eine zusätzliche Produktion von Prolaktin ausgeglichen. Ihr intelligenter Organismus versucht alles, um das nötige Gleichgewicht wieder herzustellen, was wiederum den Stoffwechsel beeinflusst.

Ja, es ist leider wirklich so: Schlafmangel oder schlechter Schlaf können zu Übergewicht führen bzw. eine Gewichtszunahme verstärken. Eine Erklärung hierfür kann sein, dass das Hormon Prolaktin mitverantwortlich für die Fetteinlagerung, die Insulinresistenz und die Glukosetoleranz ist. Glukoseintoleranz bedeutet, dass der Körper Schwierigkeiten hat, Zucker (Glukose) aus dem Blut in die Zellen zu transportieren. Das führt zu erhöhten Blutzuckerwerten und ist oft ein Vorzeichen für Typ-2-Diabetes. Ebenfalls interessant: Im Sommer wird mehr Prolaktin ausgeschüttet als im Winter. Unabhängig davon ist Prolaktin auch als Stillhormon bekannt und vor allem für die Einleitung und Aufrechterhaltung der Muttermilchproduktion bei stillenden Frauen wichtig. Inwieweit hier Zusammenhänge mit dem Schlaf bestehen, bleibt wissenschaftlich noch zu klären.

Schlafmangel oder schlechter Schlaf können zu Übergewicht führen bzw. eine Gewichtszunahme verstärken.

Ghrelin und Leptin – zwei Kontrahenten

Weitere Hormone, die den Appetit steuern und auch mit dem Schlaf-wach-Rhythmus in Verbindung stehen, sind Ghrelin und Leptin. Ghrelin wird oft als Hungerhormon bezeichnet und vor allem im Wachzustand gebildet, wenn der Körper feststellt, dass nur wenige schnell verfügbare Energiereserven vorhanden sind. Dieses Hormon steuert also das Hungergefühl, damit Ihr Körper bei Bedarf durch Nahrungsaufnahme neue Energiequellen erschließen kann. Ghrelin kann aber auch den Schlaf-wach-Rhythmus beeinflussen, indem es die Schläfrigkeit erhöht.

Leptin hingegen hat eine entgegengesetzte Wirkung und sorgt nachts für ein Sättigungsgefühl, um zu verhindern, dass während des Schlafs ein Verlangen nach Nahrung aufkommt. Denn nachts soll sich Ihr Körper nicht auf Nahrungsaufnahme, sondern einen optimal erholsamen Schlaf konzentrieren. Sie könnten nun einwenden, dass der Körper auch nachts viel Energie in Form von Kalorien benötigt. Hier bedient sich der Organismus seiner Energiereserven, und dank Leptin ist es nicht nötig, dass wir unseren Schlaf unterbrechen, um etwas zu trinken oder zu essen.

Bereits nach wenigen Tagen mit zu wenig Schlaf kann es zu nächtlichen Heißhungerattacken kommen.

Es liegt auf der Hand, dass Schlafstörungen und der daraus resultierende Schlafmangel das Zusammenspiel auch dieser beiden Hormone aus dem Gleichgewicht bringen können. Da es dann leichter zu einer Gewichtszunahme kommen kann, ist auch erklärt, dass ausreichender Schlaf oft ein zentraler Bestandteil aller Diäten, Ernährungsprogramme und Beratungen zur Gewichtsreduktion ist.

Orexin (auch Hypocretin), der Energiebooster

Zu den weniger bekannten Glückshormonen zählt das Orexin, auch Hypocretin genannt, das ebenfalls am Schlaf-wach-Rhythmus beteiligt ist. Im Wachzustand kann es wie ein Energiebooster wirken und Signale aussenden, die Ihre Gehirnzellen aktivieren bzw. Sie wach und konzentriert halten. Man könnte auch sagen: Orexin ist wie ein persönlicher Motivationscoach. Interessanterweise ist dieses Hormon auch an der Regulierung des Übergangs in den Traumschlaf (REM) beteiligt. Sie erinnern sich: Während des Traumschlafs werden Muskelbewegungen unterdrückt, u. a. damit wir Träume nicht durch reale Bewegungen ausleben. Verhindert wird auch, dass man nachts versehentlich aufsteht, wenn man träumt.

Alle genannten Hormone sind nur kleine Puzzleteile eines enorm komplexen Zusammenspiels verschiedener Stoffe und neuronaler Prozesse, die den Schlaf beeinflussen.

Alle genannten Hormone sind nur kleine Puzzleteile eines enorm komplexen Zusammenspiels verschiedener Stoffe und neuronaler Prozesse, die den Schlaf beeinflussen. Auch haben viele weitere Botenstoffe direkte und indirekte Wirkungen auf den Schlaf. Wir haben die wichtigsten Stoffe noch einmal in der Tabelle zusammengefasst. Und wie Sie sehen, sind viele der Botenstoffe daran beteiligt, uns wach zu halten. Somit könnten wir uns durchaus auch die philosophische Frage stellen, ob nicht der Schlaf der Normalzustand und die Wachheit eher das ist, was sich evolutionsbiologisch entwickelt hat.

Hormonelle Einflüsse

BOTENSTOFF	FUNKTION	SONSTIGE WIRKUNGEN
MELATONIN	Schlaffördernd	Signalisiert, dass es Zeit ist, sich auf den Schlaf vorzubereiten
ADENOSIN	Schlaffördernd	Ist auch am Verdauungsprozess beteiligt
SEROTONIN	Wachheit fördernd	Beruhigend und stimmungsaufhellend
DOPAMIN	Wachheit fördernd	Verantwortlich für Motivation und Antrieb
CORTISOL	Wachheit fördernd	Sorgt für die Energiebereitstellung
PROLAKTIN	Schlaffördernd	Bekanntes Stillhormon bei Frauen, ist auch am Zuckerstoffwechsel beteiligt
GHRELIN	Schlaffördernd	Konzentration dieses Hungerhormons steigt vor den Mahlzeiten und sinkt danach ab
LEPTIN	Fördert Schlaf und Wachheit	Ein Mangel an diesem Sättigungshormon kann zu einem erhöhten Hungergefühl führen
OREXIN	Wachheit fördernd	Regt den Energiestoffwechsel an und wirkt auf die Appetitregulation
GLUTAMAT	Wachheit fördernd	Aktiviert das zentrale Nervensystem, ist an Lern- und Gedächtnisleistungen beteiligt
HISTAMIN	Wachheit fördernd	Beeinflusst auch den Appetit, Gefühle oder die Lernfähigkeit

Schlaftypen: Mehr als Eulen und Lerchen

Frei von Verspannungen und Schmerzen aufwachen – die Schlafposition kann dabei eine Rolle spielen.

Schlaf ist etwas sehr Individuelles, wie Sie bis hierhin schon erfahren haben. So hat jeder Mensch auch eine bevorzugte Einschlafposition, die sich natürlich ebenfalls auf unser Wohlbefinden auswirken kann – mal mehr, mal weniger. Womöglich haben Sie es selbst schon einmal erlebt: Wenn Sie beispielsweise stundenlang in einer Position auf einer zu harten Matratze verharren, verkrümmt sich der Nacken und der Arm fühlt sich irgendwann wie betäubt an – oder Ihre Hüfte schmerzt. Das sind alles Folgen des Schlafs, die auf Dauer ihren Tribut fordern. Nicht nur körperlich, sondern auch mental und energetisch.

Tatsächlich kann Ihre Körpersprache während des Schlafs auch viel über Ihre Persönlichkeit verraten. Der eine schläft mit allen Gliedmaßen weit von sich gestreckt, während ein anderer sich eng in eine Embryohaltung zusammenrollt. Wie sieht das bei Ihnen aus? Und haben Sie sich jemals gefragt, was Ihre bevorzugte Schlafposition über Sie als Person aussagt?

Was die Schlafposition über den Charakter aussagt

Es gibt wissenschaftliche Untersuchungen, die zeigen, dass wir bewusst mit der Schlafposition arbeiten können, um den größtmöglichen gesundheitlichen Nutzen aus der Schlafzeit zu ziehen. Schauen wir uns dazu die verschiedenen typischen Schlafhaltungen einmal an.

Der Embryo

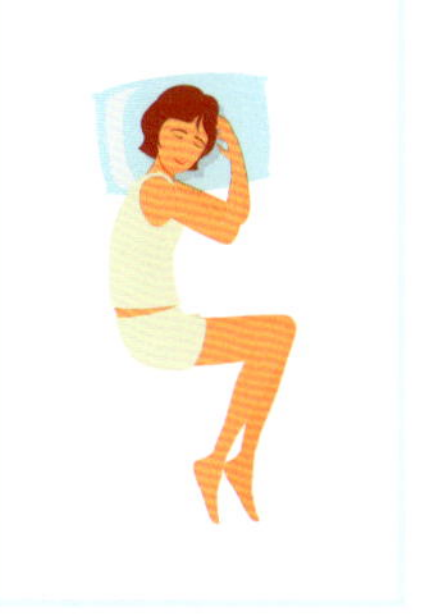

Viele schlafen in der seitlichen Fötusstellung, der Embryohaltung. In einer Umfrage gaben 47 Prozent diese als präferierte Stellung an. Mehr als doppelt so viele Frauen wie Männer bevorzugen diese Position beim Einschlafen, wahrscheinlich, weil sie oft ein Gefühl der Sicherheit vermittelt. Aus der Schlafforschung und Psychologie ist bekannt, dass Menschen, die diese Position bevorzugen, in der Regel recht sympathisch, wenn auch bei der ersten Begegnung mit anderen eher schüchtern sind.

Schlaf-wach-Tipp: Um Taubheitsgefühle zu vermeiden, sollten Sie eine möglichst entspannte Embryohaltung suchen, wenn Sie diese Position bevorzugen. Dazu sollten Sie Ihre Handgelenke nicht abknicken oder abrollen und auch nicht mit einer Hand unter dem Kissen einschlafen. Um praktisch selig wie ein Baby zu schlafen, sollten Sie versuchen, Ihre Gliedmaßen und Ihr Kinn locker zu halten. Eine Alternative bei häufig tauben oder kribbelnden Händen ist die Sehnsuchtsstellung, auch Yearnerposition genannt (siehe S. 40). Diese Position kann zusätzlichen Druck auf Ihre Handgelenke und Hände verhindern und dazu beitragen, frei von Verspannungen und Schmerzen aufzuwachen.

> Embryoschlaftypen wird nachgesagt, dass sie nach außen stark wirken, im Inneren aber eher schüchtern und verletzlich sind.

Der Baumstamm

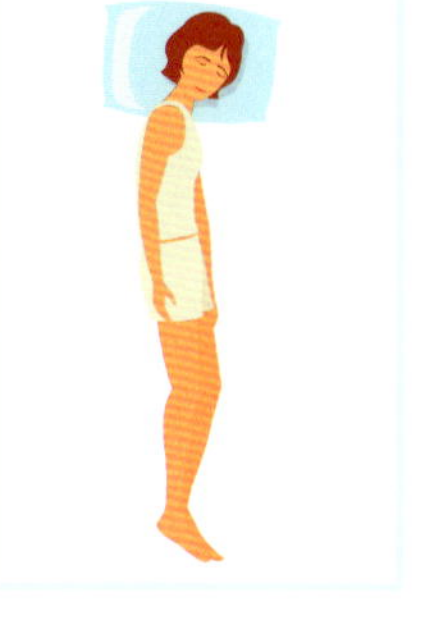

Die Baumstammposition ist kerzengerade in Seitenlage mit zum Körper parallelen Armen, ebenfalls in gerader Ausrichtung. Diese Position wird von nur etwa sechs Prozent der Menschen bevorzugt und ist damit nicht sehr beliebt. Es gibt Hinweise, dass diese Position eventuell mehr mit Schlafwandeln in Verbindung steht. Allerdings berichten Baumstammschläfer gegenüber jenen, die andere Positionen bevorzugen, dass sie sich gesünder fühlen und oft auch die richtige Menge an Schlaf bekommen würden.

Die Baumstammschläfer sind häufig offene und kontaktfreudige Charaktere, die gemeinsame Aktivitäten in einer Gruppe bevorzugen. Sie gehören zu den eher sozialen Wesen, die ständig die

Die Baumstammschläfer sind häufig offene und kontaktfreudige Charaktere, die gemeinsame Aktivitäten in einer Gruppe bevorzugen.

Gesellschaft und Nähe anderer Menschen suchen, und diese auch benötigen. Mit dem Alleinsein kommen diese Schlaftypen nicht so gut zurecht.

Schlaf-wach-Tipp: Das Vertrauen von Baumstammschläfern kann schneller missbraucht werden, da sie sich grundsätzlich neuen Begegnungen sehr schnell öffnen. Hier kann es hilfreich sein, achtsamer in den Austausch mit anderen zu gehen und auch zu lernen, einmal Nein zu sagen.

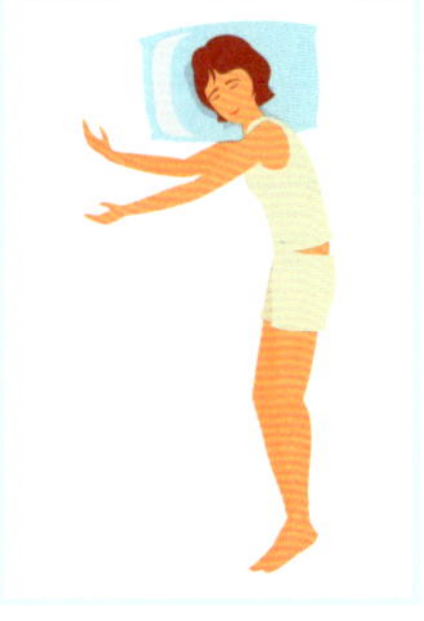

Die Sehnsuchtsstellung (Yearner)

Die Sehnsuchts- oder Melancholiestellung bevorzugen etwa 13 Prozent der Schläfer. Man schläft dabei auf der Seite mit ausgestreckten Armen, aber im Unterschied zur Embryohaltung mit geradem Rücken. Das Becken ist leicht gebeugt, die Hände sind leicht nach oben gestreckt oder gebogen. Diese Haltung kommt damit der Baumstammposition recht nahe. Es handelt sich auch hier in der Regel eher um soziale und gesellige Menschen, die Gemeinschaft suchen. Jedoch sind Sehnsuchtsschläfer meist komplexere Persönlichkeiten, die in manchen Situationen verhaltener und weniger offensiv reagieren. Auch vertrauen sie anderen nicht einfach so. Häufig lassen sich Sehnsuchtsschläfer bei Entscheidungen mehr Zeit. Sind Entschlüsse erst einmal gefasst, lassen sie sich aber auch nicht so schnell davon abbringen.

Sehnsuchtsschläfer sind meist komplexere Persönlichkeiten, die in manchen Situationen verhaltener und weniger offensiv reagieren.

Schlaf-wach-Tipp: Manche Menschen, die in der Sehnsuchtsstellung schlafen, haben das Gefühl, als würden sie in die Matratze einsinken. In solchen Situationen kann es hilfreich sein, in eine feste Matratze oder in eine mit Memory Foam zu investieren, um den Körper besser zu stützen und ein Einsinken zu vermeiden. Ein dickeres Kissen oder ein spezielles Seitenkissen kann helfen, den Kopf und die Halswirbelsäule auszurichten, um den Druck auf die Schulter zu verringern. Ein zusätzliches Polster, das entweder gegen den Rücken oder vor den Brustkorb gedrückt wird, kann ein angenehmes Gefühl von Stütze und Sicherheit vermitteln. Zudem kann ein Kissen, das zwischen den Beinen platziert wird, helfen, die Hüften auszurichten und den unteren Rücken zu entlasten.

Der Soldatschläfer

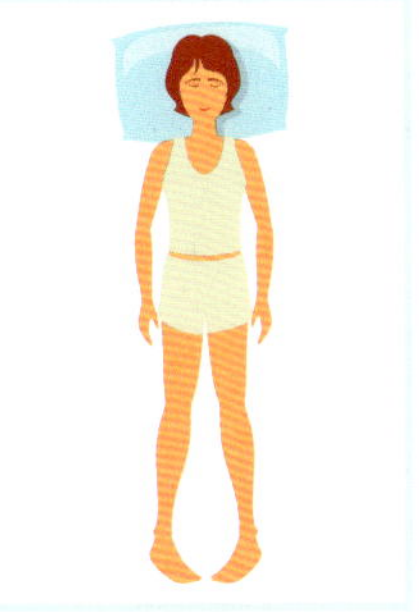

Wer diese Position bevorzugt, schläft auf dem Rücken in gerader Position und mit gehobenem Kinn. Dabei sind die ausgetreckten Arme oftmals parallel zum Köper, die Beine maximal schulterbreit geöffnet oder auch geschlossen. Acht Prozent der Bevölkerung bevorzugen diese Position. Meist handelt es sich um selbstbewusste Charaktere, die in einer solchen ungeschützten Haltung schlafen. Menschen, die in Rückenlage schlafen, sind insgesamt eher aufgeschlossen und neugierig, können aber auch egoistisch sein. Soldatschläfer stellen zudem oft hohe Anforderungen an sich selbst, sind häufig diszipliniert und ehrgeizig. Auch Reserviertheit zeichnet diesen Schlaftyp aus.

> Menschen, die in Rückenlage schlafen, sind insgesamt eher aufgeschlossen und neugierig.

Schlaf-wach-Tipp: Soldatschläfer können hin und wieder sozial anecken. Auch neue Bekanntschaften sind nicht ihre große Stärke, sondern bereiten oftmals Probleme. Sollten Sie selbst in dieser Position schlafen, könnten Sie einmal überprüfen, ob dies beispielsweise nur in besonders stressigen Zeiten der Fall ist. Manchmal wird diese Position eingenommen, wenn einen viele Gedanken oder Sorgen beschäftigen – eine gute Schlafroutine kann dann Abhilfe schaffen. Mehr dazu und weitere Selbsthilfetipps finden Sie in unserer Schlafformel nach Heiser & Sommer ab Seite 121.

Die innere Uhr tickt unaufhörlich

Eine der essenziellen Grundlagen des Schlafs ist die schon erwähnte innere Uhr. Der Zyklus aus Wachen und Schlafen wiederholt sich sehr zuverlässig. Zwar nicht unbedingt im 24-Stunden-Takt, sondern tatsächlich über ein etwas längeres Zeitfenster. Bedingt durch das Hell und Dunkel im Tagesverlauf wird unsere innere Uhr jedoch quasi auf 24 Stunden geeicht. Ein Phänomen, das mittlerweile auch bei vielen anderen Spezies nachgewiesen werden konnte. Trotz alledem gibt es auch in dieser Hinsicht unterschiedliche Schlaftypen. Nehmen wir das Beispiel der Tiere: Hamster oder Eichhörnchen, welche ja vornehmlich im Dunkeln leben, haben eine innere Uhr, die etwas weniger als 24 Stunden beträgt. Bei Spezies, die vornehmlich tagaktiv sind, ist diese innere Uhr meistens etwas länger als 24 Stunden.

Die innere Uhr ist höchst individuell, wird durch das äußere Umfeld aber immer wieder in das gesellschaftlich verankerte 24-Stunden-Muster gepackt.

Die innere Uhr ist also höchst individuell, wird sie auch durch das äußere Umfeld immer wieder in das gesellschaftlich verankerte 24-Stunden-Muster gepackt – ähnlich einer Armbanduhr, die immer wieder aufgezogen werden muss, weil sie sonst anfängt, ungenau zu gehen oder zu langsam zu laufen. Für uns Menschen ist es insbesondere das Sonnenlicht, das die innere Uhr immer wieder fein justiert. Doch auch andere äußere Reize haben Einfluss, z. B. Temperaturschwankungen, körperliche Bewegung sowie die Art und Weise der Nahrungsaufnahme und regelmäßige soziale Kontakte.

Mein Leistungsniveau schwankt im Tagesverlauf

Ihre innere Uhr hat Einfluss darauf, wie leistungsfähig wir uns über den Tag fühlen.

Bei alledem ist es normal, dass jeder von uns tageszeitliche Schwankungen bezüglich des Leistungsniveaus hat. Jeder kennt es, zu bestimmten Zeitpunkten beispielsweise Hunger zu haben, sich bewegen zu wollen oder auch am besten arbeiten zu können. Auch die Lust auf Sex unterliegt individuellen tageszeitlichen Schwankungen. Dass das Tageslicht dabei eine besondere Rolle spielt, hat u. a. mit einem Protein namens Opsin zu tun. Dies ist das gleiche Protein, das in beispielsweise Spinatblättern als grünes Chlorophyll vorkommt. Für Opsine gibt es auf der Netzhaut im Auge spezielle Rezeptoren, die über sehr lange Nervenendigungen ins Gehirn laufen und dort vermitteln, ob die Sonne scheint. Ein wichtiges Protein aus der Opsinfamilie ist das Melanopsin. Seine Signale werden vom Gehirn als Zeitgeber für unsere innere Uhr genutzt. Aber auch alltägliche Routinen haben Einfluss.

Dazu ein Beispiel: Da die meisten Berufstätigen jeden Abend zur gleichen Zeit ins Bett gehen und am Morgen zur gleichen Uhrzeit aufstehen (müssen), adaptiert der Körper auch diese Impulse in seine innere Uhr. Wahrscheinlich kennen Sie auch das: Selbst am Wochenende, wenn man eigentlich vorhatte, endlich mal auszuschlafen oder länger zu schlafen, erwacht man um die gleiche Uhrzeit wie sonst. Hierhinter versteckten sich weitere unzählige, präzise getaktete Stoffwechselkreisläufe, die eben auch die verschiedenen Schwankungen des Leistungsniveaus über den Tag mit bedingen.

Schlafprobleme durch Zeitverschiebung – und jetzt?

All diese Kenntnisse nun in Betracht ziehend wird klar, dass der Mensch für eine Zeitverschiebung nicht gemacht ist. Ob Reisen oder auch die Umstellung von Winter- auf Sommerzeit und andersherum – deutliche Veränderungen der äußeren Uhr können auch den inneren Rhythmus durcheinanderbringen. Beispiel: Auf Reisen rechnet man pro Stunde Zeitverschiebung einen Tag, den die darauffolgende Anpassung benötigt, individuell kann es auch deutlich mehr sein. Sogar die organische Umstellung bei ein und demselben Menschen kann variieren. So fand der deutsche Biologe und Anthropologe Peter Spork im Jahr 2016 heraus, dass bei einem Menschen aus Europa, der nach New York reist, das Gehirn praktisch erst nach fünf Tagen dort angekommen ist. Die Leber brauche sogar zwei Wochen, um in der neuen Zeitzone angekommen zu sein, so der Forscher.

Vielleicht haben Sie auch schon einmal einen Jetlag erlebt und die damit verbundenen Probleme mit dem Schlaf oder beispielsweise auch der Verdauung. Die gute Nachricht: Es gibt die Möglichkeit, einem drohenden Jetlag bereits vor Reiseantritt vorzubeugen. Interessant in diesem Zusammenhang ist, dass vor allem der Flug nach Osten meist schwieriger zu adaptieren ist. Der Grund hierfür ist relativ einfach: Bei einem Langstreckenflug nach Wes-

Bereits einige Tage vor einer Flugreise in andere Zeitzonen kann man versuchen, seinen Schlaf-wach-Rhythmus anzupassen.

ten wird der Tag verlängert, bei einem Flug Richtung Osten dagegen deutlich verkürzt. Der Trick besteht nun darin, sich an die neue Zeitzone vorsorglich anzupassen, indem man schon einige Tage vorher morgens früher aufsteht oder länger schläft. Auch die Buchung entsprechender Ankunftszeiten kann hilfreich sein. Wenn man z. B. Richtung Westen fliegt und bereits weiß, dass man unter ausgeprägtem Jetlag leidet, kann es sinnvoll sein, eine Ankunftszeit eher am späten Nachmittag oder Abend zu wählen. Auf diese Weise muss man sich nur noch wenige Stunden wach halten, bevor man schlafen geht.

Vorbereiten kann man sich auch schon während des Fluges. Nehmen wir wieder das Beispiel, Sie fliegen nach Westen. In diesem Falle könnten Sie versuchen, sich während des Langstreckenfluges möglichst wach zu halten, wenn am Ankunftsort noch Tag ist. Andersherum heißt das: Sollte es während des Fluges am Ankunftsort Nacht sein, dann kann es durchaus hilfreich sein, während des Fluges zu schlafen, um schneller in den neuen Rhythmus zu finden. Grobe Faustregel: Bei Flügen nach Osten kann tendenziell eher geschlafen werden als bei Langstreckenflügen nach Westen.

Kohlenhydratreiches Essen macht eher müde, während leichte eiweißreiche Kost dazu beitragen kann, dass wir besser wach bleiben.

Und noch ein Tipp, da auch weitere Faktoren wie die Nahrungsaufnahme die innere Uhr beeinflussen: Kohlenhydratreiches Essen macht Sie eher müde, während leichte eiweißreiche Kost dazu beitragen kann, dass Sie besser wach bleiben. Das wiederum heißt: Bei einem Flug in östliche Länder kann es sinnvoll sein, während des Flugs eher Kohlenhydrate in Form von Reis, Kartoffeln oder Nudeln zu essen. Bei Fernreisen in westliche Länder helfen Ihnen dagegen eher Fleisch, Fisch oder Eierspeisen wie auch Gemüse, um wacher zu bleiben. Weitere Informationen zum Aspekt der Ernährung und auch Faktoren wie Alkoholkonsum finden Sie im zweiten Hauptkapitel (siehe Seiten 114 und 148).

Bleibt noch zu sagen: Sollten Sie größere Fernreisen über mehrere Zeitzonen planen, kann es durchaus sinnvoll sein, Zwischenstopps beispielsweise in Großstädten einzulegen, in denen Sie sich auch zwei bis drei Tage aufhalten können. Auf diese Weise schaffen Sie einen sanfteren Übergang und die Zeitumstellung am Zielort wird Ihnen deutlich leichterfallen. Dort angekommen, sollten Sie versuchen, so schnell wie möglich nach dem neuen Tagesrhythmus zu leben, auch wenn es schwerfällt. Widerstehen Sie auch kurzen Powernaps, die bei einer Zeitumstellung eher kontraproduktiv wirken können.

Vor allem Tageslicht kann beim Wachbleiben unterstützend wirken. Also ist das Motto am Zielort, sich nicht in abgedunkelten Räumen aufzuhalten, sondern am besten nach draußen ins Freie zu gehen und Sonnenlicht zu tanken. Dies gilt natürlich auch umgekehrt. Sollte am Zielort Nacht sein, versuchen Sie am besten auch Ihr Zimmer gut abzudunkeln, um besser zu schlafen. Bleiben Sie trotz alledem geduldig mit sich, denn die erste Nacht in einer fremden Umgebung (anderes Zimmer, neues Bett, unterschiedliche Geräuschpegel und so weiter) kann immer ungewohnt sein. Es braucht einfach etwas Zeit, um sich an neue Gegebenheiten zu gewöhnen – und das betrifft auch den Schlaf.

> Die ersten Tage in einer neuen Zeitzone sollte man langsam angehen und keine besonders großen Anstrengungen planen.

Von Eulen und Lerchen

Klar ist in jedem Fall: Die innere Uhr unterscheidet sich von Mensch zu Mensch deutlich voneinander und damit auch der individuelle Schlaf-wach-Rhythmus. So sind manche Menschen schon am frühen Tage besonders munter und aktiv, während die Abendstunden sie eher müde und schläfrig machen. Solche Morgenmenschen, die etwa 40 Prozent der Bevölkerung ausmachen, nennt man in der Schlafmedizin auch die Lerchen. Sie wachen meist gerne mit den ersten Sonnenstrahlen auf und sind auch im Job zu Bestleistungen vor allem am Morgen in der Lage.

Demgegenüber steht der Abendmensch, welcher den Höhepunkt seiner Leistungsfähigkeit eher am späten Nachmittag oder Abend hat. Zu den Abendmenschen – den Eulen – gehören etwa

30 Prozent der Bevölkerung. Sie gehen gerne spät ins Bett und schlafen morgens lieber etwas länger. Viele Eulen können am Abend um 22 oder 23 Uhr einfach noch nicht einschlafen, so sehr sie sich auch bemühen. Und natürlich ist es problematisch, sehr früh morgens aus den Federn zu kommen, wenn man erst zur späteren Nacht in den Schlaf gefunden hat. Eulen kann das in ihrem Alltag zum Verhängnis werden – ob in der Schule, im Studium oder Beruf. Am Morgen schon zu funktionieren, ist für sie meist einfach nicht möglich. Sie verbringen den frühen Vormittag in einem schlafähnlichen Zustand, während es bei den morgenaktiven Lerchen genau andersherum ist. Verbleiben 30 Prozent der Bevölkerung, die weder klare Morgen- noch Abendmenschen sind, sondern ein Mischtyp, wahrscheinlich jedoch mit einer leichten Tendenz zum Abend hin.

Schlafenszeiten ohne äußeren Zwang

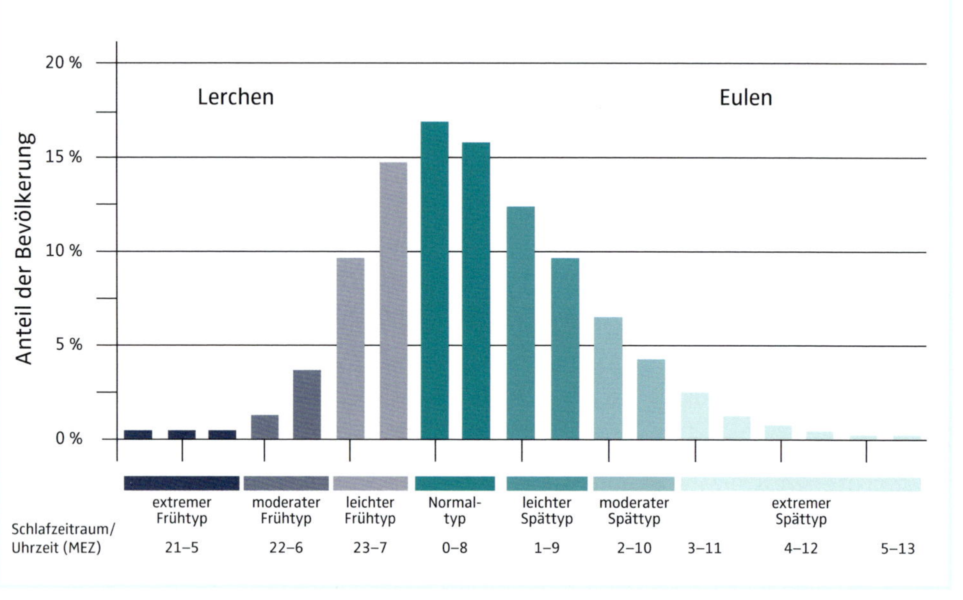

Chronotypen unterliegen genetischen Einflüssen

Die unterschiedlichen Typen mit Blick auf die innere Uhr werden auch Chronotypen genannt. Ein Wort, das sich vom Begriff der Chronobiologie ableitet. Diese beschäftigt sich mit den inneren Uhrwerken und Rhythmen von Lebewesen und deren Einfluss auf den Alltag. Nun ist es aber nicht etwa so, dass diese unterschiedlichen Chronotypen antrainiert werden können. Mit anderen Worten: Sie können sich nicht aussuchen, ob Sie eine Eule oder eine Lerche sind, der Typ unterliegt stark genetischen Einflüssen. Sollten Sie beispielsweise eine Eule sein, dann sind Ihre Eltern wahrscheinlich auch Eulen, wobei diese Entsprechung meist für ein Elternteil gilt.

Wir können uns nicht aussuchen, ob wir eine Eule oder eine Lerche sind, der Typ unterliegt stark genetischen Einflüssen.

Wir wollen an dieser Stelle auch nicht unerwähnt lassen, dass Eulen in unserer Gesellschaft oft ungerecht behandelt oder als faul abgestempelt werden, weil sie am Tag spät aufwachen und die Leistungsfähigkeit häufig erst gegen Mittag langsam zunimmt. Das Wissen der Chronobiologie ist noch zu wenig verbreitet und hält etwa auch in Unternehmen erst in jüngerer Zeit langsam Einzug. Stattdessen wird oft leider immer noch allgemein angenommen, dass das menschliche Schlafverhalten eine freie Entscheidung und frühes Aufstehen für jeden möglich und organisierbar sei. Dem ist aber nicht so! Eulen, die extreme Nachtschwärmer und morgens einfach nicht dazu in der Lage sind, ihre maximale Leistungsfähigkeit abzurufen, haben sich dieses Verhalten nicht ausgesucht, es ist genetisch programmiert. Eine Folge dieses Ungleichgewichtes ist, dass die meisten Eulen zwangsläufig unter chronischem Schlafmangel leiden. Daraus wiederum folgen häufiger gesundheitliche Beschwerden wie Depressionen, Angstzustände, Diabetes, Krebs, Herzinfarkte und Schlaganfälle.

Eulen leiden oft mehr unter gesundheitlichen Beschwerden als Lerchen.

Lassen Sie uns noch einen kurzen Blick auf die sogenannten Uhrengene (*Clock Genes*) werfen: Sie produzieren bestimmte Eiweiße, die den Schlaf-wach-Rhythmus steuern. Dabei wirken diese

Proteine wie bei einer Rückkopplung. Das heißt: Tagsüber bauen sie sich auf, später hemmen sie dann ihre eigene Produktion und sorgen so dafür, dass der Zyklus am nächsten Tag wieder von vorne beginnen kann.

Belegt ist, dass es beim Menschen verschiedene genetische Variationen dieser Uhrengene gibt, was auch die individuellen Unterschiede im natürlichen Schlaf-wach-Rhythmus erklären kann. Hinzu kommt, dass die Aktivität der Uhrengene ihrerseits durch die schon besprochenen äußeren Faktoren beeinflusst wird. Hier kann man sich das Tanken von täglich ausreichend Sonnenlicht zunutze machen, denn das Tageslicht hat die Fähigkeit, die individuelle innere Uhr immer wieder aufs Neue zu eichen und an den 24-Stunden-Rhythmus anzupassen.

Der Rhythmus bringt uns in den Takt

Welche Tragweite der individuelle Chronotyp auf den eigenen Lebenstakt und das Privatleben haben kann, soll folgendes Beispiel verdeutlichen: Wussten Sie, dass die Neigung mancher Männer, jüngere Frauen zu heiraten, und die Neigung mancher Frauen, ältere Männer zu wählen, ebenfalls teilweise damit zusammenhängen kann? Zumindest wurde diese Theorie von Professor Dr. Till Roenneberg vom Institut für Medizinische Psychologie der Universität München gut untersucht. Er hat in jahrelanger Forschung an Chronotypen riesige Datenbanken angelegt und untersucht, in welchem Alter, wann und wie lange geschlafen wird. Und was daraus für die Lebensgestaltung der Probanden folgte.

Vieles, was auch wir aus unserer Praxiserfahrung bereits vermuteten, wurde durch diese Arbeit von Till Roenneberg bestätigt: Demnach sind Säuglinge und Kleinkinder eher Frühaufsteher. Im weiteren Verlauf der Kindheit verschiebt sich ihr Rhythmus immer weiter nach hinten, bis sie in der Pubertät in vielen Fällen eher zu Nachteulen werden. Jugendliche handeln also oft nicht etwa aus Trotz, wenn sie abends lange aufbleiben und nicht müde werden. Es ist die innere Uhr, die sie dazu treibt. Till Roenneberg unterstrich, dass deswegen Clubs und Diskotheken absolut notwendig sind, damit sich Jugendliche nachts dort aufhalten können, ohne andere Mitglieder der Gesellschaft zu stören.

> Es ist die individuelle Uhr in uns, die uns treibt, aktiv zu sein oder auch einfach nur schlafen zu wollen. Auch auf die Partnerwahl kann sich das auswirken.

Der Wendepunkt wieder zurück zu einem Mischtyp oder Morgenmenschen ist bei Frauen mit 19,5 Jahren und bei Männern mit circa 21 Jahren erreicht. Ab diesen Zeitpunkten gehen die meisten wieder früher ins Bett. Eine Entwicklung, die sich bei den Männern allerdings langsamer vollzieht, sie bleiben also über einen längeren Zeitraum als Frauen im Chronotyp, der eher den Eulen entspricht. Mit den Jahren wird dieser Unterschied immer kleiner, und etwa im Alter von durchschnittlich 52 Jahren sind beide Geschlechter ungefähr wieder gleichauf.

Gefangen im sozialen Jetlag

Mit dem Wissen um die chronobiologische Entwicklung im Lebensverlauf wird auch deutlich, dass der hierzulande übliche Schulbeginn in den meisten Fällen für viele Schülerinnen und Schüler zu früh ist. Legt man die innere Uhr zugrunde, macht es überhaupt keinen Sinn, dass Jugendliche bereits um 7.30 Uhr oder acht Uhr in die Schule geschickt werden – zu einer Zeit, in der sich viele von ihnen innerlich noch im absoluten Tiefschlaf befinden. Hinzu kommt die Tatsache, dass vor allem Jugendliche noch etwas mehr Schlaf brauchen als Erwachsene (siehe Seite 48).

In der Schlafmedizin gibt es für diese Umstände sogar einen eigenen Begriff: Durch das Ungleichgewicht zwischen innerer und äußerer Uhr stecken die meisten Jugendlichen jahrelang im sogenannten sozialen Jetlag fest. Sie erleben das, was Erwachsene nur auf Fernreisen erleben, praktisch tagtäglich. Daraus lassen sich weitere Schlussfolgerungen ziehen: Je später der biologische Chronotyp einer Jugendlichen oder eines Jugendlichen ist, desto schlechter sind die Schulnoten oder anders formuliert: Die Schulnoten müssen schlecht sein.

> Durch das Ungleichgewicht zwischen innerer und äußerer Uhr stecken die meisten Jugendlichen jahrelang im sogenannten sozialen Jetlag fest.

Wir gehen auf all diese verschiedenen Facetten des Schlafs ein, um zu zeigen, wie einzigartig das Schlafbedürfnis jedes Einzelnen sein kann. Auch ist wichtig zu verstehen, dass sich dieser Prozess im Laufe des Lebens und bei den Geschlechtern ständig verändert. Angesichts dieser Komplexität und Bedeutung verdient das Thema Schlaf eine deutlich höhere gesellschaftliche Wertschätzung. Es sollte aus unserer Sicht angemessen im sozialen Umfeld, aber auch in Bildungseinrichtungen und im Arbeitsleben berücksichtigt werden.

Schlafunterschiede zwischen Mann und Frau

Nicht nur bei den Chronotypen, auch hinsichtlich ihres Schlafverhaltens gibt es Unterschiede zwischen den Geschlechtern. So scheinen Männer öfter zu schnarchen als Frauen, während Frauen offensichtlich eher zu Ein- und Durchschlafstörungen neigen. Doch können diese zugegeben recht pauschalen Aussagen natürlich nicht uneingeschränkt getroffen werden. Zumindest beim Schnarchen ist bekannt, dass auch ein hoher Frauenanteil betroffen ist. Wie sehr solche Themen in der Gesellschaft bewusst sind, hängt jedoch immer auch davon ab, wie offen sie kommuniziert werden. Und oft sind nun einmal von Schamgefühlen begleitete Themen erfahrungsgemäß nicht wirklich in den Köpfen präsent bzw. werden im Gespräch vermieden.

> Studien legen nahe, dass Frauen im Durchschnitt etwas mehr Schlaf benötigen als Männer.

Wie sieht es aber bei der Schlafdauer aus? Studien legen nahe, dass Frauen im Durchschnitt tendenziell etwas mehr Schlaf benötigen als Männer. Dies könnte auf Unterschiede im Stoffwechsel und Energieverbrauch zurückzuführen sein. Auch arbeitet das weibliche Gehirn tagsüber mehr, ist stärker beansprucht und benötigt mehr Flexibilität. Darunter fällt auch das bekannte Multitasking. Wissenschaftlich betrachtet weist das weibliche Gehirn während des Tiefschlafs eine größere Anzahl komplex miteinander verdrahteter Nervenverbindungen auf. In dieser Phase wird die Großhirnrinde, welche das Gedankengedächtnis und die Sprache steuert, von anderen Sinnesbereichen entkoppelt, um eine ausreichende Erholung und Reparatur zu ermöglichen. Zusammenfassend kann man sagen: Je mehr das Gehirn über Tage hinweg aktiv genutzt wird, desto mehr Schlaf zur Erholung ist notwendig.

Der evolutionsbiologische Leichtschlaf der Frau

Frauen haben oftmals auch einen leichteren Schlaf als Männer. Über Generationen hinweg waren sie die Hauptbetreuerinnen ihrer Kinder. Aus evolutionsbiologischer Sicht könnten Frauen einen leichteren Schlaf entwickelt haben, um schneller auf die Bedürfnisse ihrer Kinder zu reagieren, insbesondere in der Nacht, wenn Gefahren lauern. Diese Sensibilität für Geräusche und Bewegungen ermöglichten es einer Mutter seit jeher, Gefahren frühzeitig zu erkennen und entsprechend zu handeln. Sei es, um das Kind zu beruhigen oder es vor einer Bedrohung zu schützen.

Es gibt wissenschaftliche Hinweise darauf, dass Frauen und Männer tatsächlich unterschiedlich schlafen und träumen.

Darüber hinaus könnten Frauen auch aufgrund ihrer sozialen Verantwortung in prähistorischen Gemeinschaften einen sensibleren Schlaf entwickelt haben. Als soziale Wesen, die oft für den Zusammenhalt und die Kommunikation innerhalb einer Gruppe verantwortlich waren, ermöglichte ein leichterer Schlaf ihnen, wachsam zu bleiben und schnell auf soziale oder umweltbedingte Anzeichen zu reagieren, die das Wohlergehen der Gemeinschaft beeinträchtigen könnten.

Frauen kommen andererseits anscheinend schneller in den Tiefschlaf als Männer (siehe Tabelle). Sie erinnern sich: In dieser Schlafphase erholt sich der Körper und im Gehirn wird Unwichtiges ausgemistet. Frauen berichten häufiger von einer guten Schlafqualität und fühlen sich am nächsten Tag erfrischter, obwohl sie insgesamt weniger Zeit im Tiefschlaf verbringen. Im mittleren Lebensalter haben Frauen tendenziell öfter klassische Schlafstörungen wie Ein- und Durchschlafprobleme, Insomnie genannt (siehe Seite 87). Hormonelle Veränderungen spielen dabei wahrscheinlich eine Rolle. So leiden auch viele Frauen kurz vor ihrer

Menstruation und während des Eisprungs unter Ein- und Durchschlafproblemen. Während der Schwangerschaft, besonders im letzten Trimester, haben fast alle schwangeren Frauen Schlafprobleme.

> Männer scheinen im Schlaf insgesamt unruhiger zu sein und sich mehr zu bewegen.

Männer scheinen im Schlaf insgesamt unruhiger zu sein und sich mehr zu bewegen, was versehentlich zu Stößen oder Weckungen der Partnerin oder des Partners führen kann. Auch beim Aufwachverhalten unterscheiden sich die Geschlechter: Frauen benutzen oft mehrere Wecker mit unterschiedlichen Alarmen, die sie an verschiedenen Stellen im Raum platzieren, um sicherzustellen, auch wirklich zur richtigen Zeit aufzuwachen. Männer nutzen oft nur einen einzelnen Wecker und verlassen sich darauf, dass dieser sie schon aus ihrem Schlaf reißen wird. Dabei bevorzugen Männer oft breitere, weniger ordentliche Schlafpositionen, während Frauen dazu neigen, sich in kompaktere und zurückhaltende Positionen zu drehen, z. B. die Embryohaltung (siehe Seite 39).

Last, not least haben Frauen wahrscheinlich intensivere Träume als Männer und können sich am nächsten Morgen besser daran erinnern, was sich u. a. über die geschlechtsspezifischen Unterschiede in der emotionalen Verarbeitung erklären lässt. Auch die Trauminhalte variieren: Männer träumen häufig von physischen Aktivitäten und Abenteuern, während Frauen eher soziale Interaktionen und zwischenmenschliche Beziehungen in ihren Träumen thematisieren.

Schlafunterschiede

	FRAUEN	MÄNNER
Schlafqualität	Längere Einschlafzeit, aber schnellerer Tiefschlaf	Kürzere Einschlafzeit
	Schlafen besser allein	Schlafen besser mit Partner(in)
	Leichter Schlaf mit häufigem Erwachen	Tiefer und fester Schlaf
	Höhere Lärmempfindlichkeit	Weniger lärmempfindlich
Durchschnittliche Schlafdauer	Sieben bis neun Stunden	Sechs bis acht Stunden
Träume	Mehr Albträume	Weniger Albträume
	Mehr soziale und emotionale Träume	Mehr Aktivitäts- und Abenteuerträume
	Traumerinnerung am Morgen oft vorhanden	Traumerinnerung am Morgen seltener vorhanden

Besonderheiten im Alter

Ob Mann oder Frau, tatsächlich nehmen viele klassische Schlafstörungen oft mit dem Alter zu. Darunter allgemeine Schlaflosigkeit, Schlafapnoe (schlafbezogene Atemstörung) und das Restless-Legs-Syndrom (siehe Seite 101). Auch hier spielen hormonelle Veränderungen mit hinein. Beispielsweise nimmt die Produktion des Schlafhormons Melatonin mit dem Alter ab. Doch verändert sich der Schlaf in der Regel bei allen Menschen im Laufe des Lebens. Ältere verbringen z. B. weniger Zeit im Tief- und REM-Schlaf, die für körperliche Erholung und das Träumen wichtigen Schlafphasen. Insbesondere der verkürzte Tiefschlaf wird als einer der Hauptgründe für das häufig berichtete Gefühl einer geringeren nächtlichen Erholung angesehen. Die Verkürzung des REM-Schlafs führt wahrscheinlich auch zu weniger intensiven Träumen und einer

Mit zunehmendem Lebensalter kann sich die Struktur des Schlafs verändern.

möglicherweise geringeren emotionalen Verarbeitung. Diese Veränderungen der Schlafarchitektur können individuell stark variieren, auch, da sie von weiteren Faktoren wie Genetik, Lebensstil, Gesundheitszustand und Schlafumgebung beeinflusst werden.

Im Laufe des Lebens verändert sich auch der Schlaf-wach-Rhythmus insgesamt. Dies kann dazu führen, dass ältere Menschen früher einschlafen und aufwachen als jüngere. Für diese sogenannte frühe Schlafphase gibt es wiederum vielfältige Gründe, z. B. biologische und hormonelle Veränderungen oder soziale Faktoren. So neigen ältere Erwachsene zu einem eher geregelten Tagesablauf. Viele haben aber auch einen fragmentierten Schlaf. Das bedeutet, dass sie nachts häufiger aufwachen. Psychische Veränderungen, aber auch nächtlicher Harndrang oder Schmerzen sowie andere Erkrankungen können daran schuld sein. Häufig erleben wir in unserem schlafmedizinischen Institut, dass viele ältere Menschen zwar das Gefühl haben, weniger Schlaf zu benötigen, ihr tatsächlicher Schlafbedarf bleibt jedoch in der Regel konstant. Wir empfehlen daher, bei andauernden Schlafproblemen Spezialisten für Schlafmedizin aufzusuchen bzw. ärztlichen Rat einzuholen.

Träume: Was sie mit dem guten Schlaf zu tun haben

Jeder von uns träumt, und jeder kennt es, einen schönen oder schlimmen Traum zu haben. Die Geschichte des Träumens im Schlaf reicht weit zurück und ist eng mit der menschlichen Erfahrung verbunden. Schon in frühesten Aufzeichnungen finden sich Hinweise auf Träume und deren Deutung. In vielen alten Kulturen galten Träume als Botschaften der Götter und hatten eine große spirituelle Bedeutung. Menschen träumen also seit Urzeiten, aber die genaue Natur und Bedeutung von Träumen ist bis heute Gegenstand wissenschaftlicher Diskussionen und philosophischer Spekulationen.

> Träume sind ein faszinierendes Phänomen, das die Menschheit seit jeher beschäftigt.

Die Geschichte der Traumbedeutung

Insgesamt hat sich das Verständnis des Träumens im Laufe der Geschichte gewandelt. Die alten Ägypter glaubten beispielsweise, dass Träume Einblick in die Zukunft geben, und konsultierten deshalb Traumdeuter. Die Ägypter gingen davon aus, dass beim Träumen die Seele in den Himmel hinaufsteigt zu den Göttern und dass man die Träume dort sehen könnte. Auch bot die nächtliche Seelenreise eine Möglichkeit, mit Verstorbenen zu reden. Im antiken Griechenland galt der Traum ebenfalls als göttliche Botschaft. Der bekannte griechische Philosoph Aristoteles betrachtete Träume dagegen als eine Form des Denkens und postulierte, sie seien das Ergebnis verarbeiteter Tageseindrücke. Damit lag er vor mehr als zwei Jahrtausenden schon dem sehr nahe, was wir heute über den Schlaf und das Träumen wissen.

Aristoteles Lehrer, der antike griechische Philosoph Platon, betrachtete Träume noch als Einblicke in die Seele und die geistige Welt. Für Platon war die Seele unsterblich und er ging davon aus, dass die Seele nach dem Tod weiterwandert und wiedergeboren wird. Platon postulierte, dass vielleicht sogar das, was wir Leben nennen, ein Traum ist, und der von uns bezeichnete Traum das Leben sei.

Anders Mark Aurel: Der römische Kaiser reflektierte seine Träume und versuchte, aus diesen zu lernen. Er glaubte, dass Träume Hinweise auf zukünftige Ereignisse geben könnten. Auch betrachtete er sie als eine Möglichkeit, Selbsterkenntnisse zu gewinnen sowie mehr über die Welt zu erfahren. Dadurch verband er, wie schon die alten Ägypter, den Traum mit dem Göttlichen. Mark Aurel schenkte den Träumen sogar derart viel Bedeutung, dass er glaubte, in ihnen stecke eine persönliche Botschaft, die das eigene Denken und Handeln in der realen Welt verbessern könnte. Eines der ersten Werke zur systematischen Traumdeutung, die *Oneirokritika* (griech. = Traumdeutung), stammt aber erst aus dem zweiten Jahrhundert, verfasst von Artemidor von Daldis. Der kaiserzeitliche Traumdeuter und Wahrsager betrachtete Träume als Symbole, die durch Analyse entschlüsselt werden können.

Im Christentum änderte sich die Sicht auf Träume

In vielen Kulturen spielen Träume seit jeher eine bedeutende Rolle.

Die Bibel enthält zahlreiche Geschichten, in denen Träume eine wichtige Rolle spielen, wie z. B. die von Josef im Alten Testament, der von Getreideähren träumte, die sich vor ihm verbeugten. Im Mittelalter entwickelte sich die Vorstellung der spirituellen Traumerfahrung weiter und es entstanden traditionelle Traumdeutungen, die von religiösen Autoritäten, Heiligen und Mönchen praktiziert wurden.

Eine weit verbreitete Vorstellung war aber auch, dass Träume von Hexen verursacht werden, die nachts umhergehen und den Menschen Träume schicken, um sie zu verwirren oder zu beeinflussen. Die Menschen fürchteten sich vor diesen nächtlichen Besuchern und versuchten, sich davor mit teils kuriosen Ritualen zu schützen. Eines dieser Rituale war das Tragen spezieller Kopfbedeckungen während des Schlafs. Diese Traumkappen waren oft recht bizarr und auffällig gestaltet, um die bösen Einflüsse der Hexen abzuwehren. Es wird berichtet, dass die Kappen oft die Form von spitzen oder hohen Kegeln hatten, manchmal sogar mit kleinen Glocken oder Schellen, die bei Bewegung läuteten.

Zeit des intellektuellen Aufbruchs – die Renaissance

Während der Renaissance und der Aufklärung änderte sich die Sichtweise auf menschliche Träume erneut. Wissenschaftliche und rationale Ansätze gewannen jetzt an Bedeutung, und der Schwerpunkt verlagerte sich von der rein spirituellen Traumdeutung zu einer rationalen Erklärung.

In Renaissance und Aufklärung gewannen wissenschaftliche und rationale Ansätze an Bedeutung.

Der berühmte italienische Künstler Michelangelo hatte beim Thema Schlaf einen besonderen Sinn für Humor. Überliefert ist, dass er einmal, als er einen eingeschlafenen Mitarbeiter bemerkte, ein Bild auf das Gesicht des Schlafenden malte. Er schuf eine Karikatur, indem er die Gesichtszüge überzeichnete. Ein Anblick, über den auch der Mitarbeiter lachen musste, als er erwachte. Diese kleine Anekdote zeigt, dass die Menschen dieser Zeit einen insgesamt spielerischen, kreativen Umgang mit dem Schlaf suchten.

Zudem war die Renaissance eine Zeit des intellektuellen Aufbruchs, in der sich auch das Verständnis von Träumen weiterentwickelte. Zahlreiche Künstler und Gelehrte, darunter etwa Leonardo da Vinci und der italienische Dichter Giordano Bruno, beschäftigten sich mit Themen wie Fantasie, Vorstellungskraft und Traumdeutung. Auch der französische Philosoph René Descartes betrachtete Träume als ein Produkt der menschlichen Vorstellungskraft und Sinneswahrnehmung. Er argumentierte, dass Träume nicht die Realität widerspiegelten, sondern vom Verstand erzeugt seien.

> Die Entwicklung der Psychologie und der Neurowissenschaften ermöglichte ein besseres Verständnis der komplexen Mechanismen des Träumens.

Traumtheorien vom 19. Jahrhundert bis heute

Im 19. Jahrhundert begannen Wissenschaftler schließlich, die physiologischen und neurologischen Grundlagen des Träumens systematisch zu erforschen. Der deutsche Physiologe Wilhelm Wundt untersuchte z. B. den Zusammenhang zwischen Träumen und dem Unterbewusstsein. Der Pionier der Psychoanalyse Sigmund Freud entwickelte eine umfassende Theorie und betrachtete Träume ebenfalls als Zugang zum Unbewussten. Freud sah in Träumen verdrängte Wünsche und Konflikte manifestiert. Im 20. Jahrhundert wurde die Traumforschung weiter intensiviert. Die Entwicklung der Psychologie und der Neurowissenschaften ermöglichte ein immer besseres Verständnis der komplexen Mechanismen des Träumens.

Mit Entdeckung des REM-Schlafs und der Beobachtung der Gehirnaktivität während des Schlafs wurde schließlich deutlich, dass die Träume des Menschen eng mit bestimmten Schlafphasen und neurologischen Prozessen verbunden sind. Heutzutage verwenden Wissenschaftlerinnen und Wissenschaftler beispielsweise Techniken wie EEG (Elektroenzephalografie) und fMRI (funktionelle Magnetresonanztomografie), um die Hirnaktivität während des Träumens zu untersuchen. Mit einer EEG erfolgen allgemeine Messungen, die fMRI hilft, einzelne Abschnitte genau zu betrachten, die beim Träumen besonders aktiv sind.

> Traumdeutung ist heute ein multidisziplinäres Forschungsfeld, das die Psychologie, Neurologie, Philosophie und Kognitionswissenschaften umfasst.

Trotz all dieser wissenschaftlichen Fortschritte bleibt das Phänomen des Träumens ein faszinierendes und weitgehend ungelöstes Rätsel, dem sich die Wissenschaft auch weiterhin intensiv widmen wird. Inzwischen kennen wir aber verschiedene Theorien zur Erklärung der Funktion und Bedeutung von Träumen, darunter sind folgende drei Ansätze besonders relevant:

- Die kognitive Theorie des Träumens
- Die Traumatheorie beim Träumen
- Die Theorie der emotionalen Verarbeitung

Die kognitive Theorie des Träumens

Diese Theorie betrachtet Träume als Teil der normalen kognitiven Funktion des Gehirns und versucht, ihre Bedeutung im Rahmen des Denkens und Lernens zu verstehen. Nach der kognitiven Theorie des Träumens basieren Träume also auf den gleichen kognitiven Prozessen wie das Wachbewusstsein. Während des Schlafs treten demnach jedoch bestimmte Veränderungen der Gehirnaktivität auf, die zu spezifischen Traumzuständen führen. Die kognitive Theorie geht davon aus, dass wir träumen, um Informationen zu festigen, emotionale Erfahrungen zu verarbeiten und das Lernen zu fördern bzw. Gelerntes zu verinnerlichen.

Ein Beispiel: Angenommen, man hat eine stressige Alltagssituation erlebt, die einen stark emotional belastet. In der Nacht träumt man von einem Labyrinth, aus dem man einen Ausweg sucht. Dieser Traum kann stellvertretend für den Versuch des Gehirns stehen, mit der emotional belastenden Erfahrung umzugehen und eine Lösung oder auch neue Perspektive zu finden.

Die Traumatheorie beim Träumen

Diese Theorie bezieht sich auf die Annahme, dass Träume oft von traumatischen Erfahrungen beeinflusst werden können. Auch hierzu ein Beispiel: Jemand hat eine traumatische Erfahrung mit einem Hund gemacht, von dem er angegriffen wurde. Der darauffolgende Traum könnte nun aus Szenarien bestehen, in denen die betroffene Person von einer wilden Hundemeute verfolgt wird. Der Traum spiegelt in diesem Fall Ängste und Traumen wider, die mit Erfahrungen der Wirklichkeit verbunden sind. Nach der Traumatheorie können Träume ein Weg sein, solche unbewussten Ängste und traumatischen Emotionen auszudrücken und auf diese Weise zu bewältigen.

> Nach der Traumatheorie können Träume ein Weg sein, unbewusste Ängste und traumatische Emotionen auszudrücken.

Wichtig: Menschen mit traumatischen Träumen, die tatsächlich an einer traumatischen Störung leiden, benötigen unbedingt professionelle Hilfe und therapeutische Unterstützung.

Die Traumatheorie versucht zu verstehen, wie das menschliche Gehirn traumatische Erfahrungen verarbeitet und integriert.

Die Theorie der emotionalen Verarbeitung

Die beschriebene Traumatheorie ist auch ein Bestandteil der Theorie der emotionalen Verarbeitung. Hier kommen zusätzlich Faktoren der emotionalen Konsolidierung und Resilienz ins Spiel. Träume dienen demnach dazu, emotionale Erlebnisse am Tage zu verarbeiten. Die verschiedenen Arten von alltäglichen Emotionen werden beim Träumen aber auch durchlebt, um die Fähigkeit der emotionalen Regulation, also den Umgang mit den eigenen Emotionen, zu verbessern. Ein dritter Aspekt dieser Theorie ist die symbolische Verarbeitung, wonach Emotionen im Traum symbolisch dargestellt werden, um komplexe Inhalte des Tages zu verarbeiten und zu verstehen.

Was passiert beim Träumen?

Es gibt also unterschiedliche Erklärungsansätze, warum wir träumen. Aber was passiert eigentlich währenddessen in unserem Gehirn? Stellen Sie sich hierzu Ihr Gehirn wie ein großes Theater vor. Im Laufe des Tages finden in diesem Theater verschiedene Aufführungen statt, bei denen fortlaufend Informationen aufgenommen und Erinnerungen gebildet werden. Das Gehirn sammelt eine Vielzahl von Eindrücken, Ideen und Erfahrungen, ähnlich wie Schauspielende es auf einer Bühne tun.

Wenn die Nacht hereinbricht und Sie schlafen, beginnt die eigentliche Hauptaufführung: der Traum. Die Bühne wird beleuchtet, und die gesammelten Informationen und Erinnerungen werden auf einzigartige Weise zum Ausdruck gebracht. Die Schauspielenden auf der Traumbühne können Personen verkörpern, aber auch Orte und Situationen. Dabei verläuft nicht alles logisch, auch absurd klingende Dialoge und unlogische Ereignisse können Ihren Traum charakterisieren. Kennen Sie diesen Zustand, morgens aufzuwachen mit dem Gefühl, völligen Blödsinn geträumt zu haben? Dies geschieht, weil sich Ihr Gehirn während des Träumens in einem Zustand befindet, in dem es weniger von bewussten Kontrollmechanismen reguliert wird. Dabei können auch vielfältige Gefühle und Wünsche auftauchen.

Es ist, als ob Ihr Gehirn die gesammelten Informationen und Erfahrungen des Tages neu ordnet. Und manchmal werden dabei Gefühle und Erinnerungen symbolisch dargestellt. Dazu ein Beispiel: Der Traum von einer überfluteten Stadt kann symbolisch die Angst vor überwältigenden Gefühlen darstellen. Der Traum endet spätestens mit Ihrem Erwachen. Das Traumtheater wird dunkel, die Schauspieler verlassen die Bühne. Vielleicht erinnern Sie sich an Teile Ihres Traums, vielleicht verblasst die Erinnerung aber auch schnell und ist nach dem Zähneputzen völlig aus Ihrem Kopf verschwunden.

> Manchmal gleicht der Traum einem wilden Improvisationstheater mit wechselnden schauspielerischen Rollen und Szenen.

Traumarten und ihre Bedeutung

Bleibt die Frage, welche Traumarten es gibt. Dass Träume tatsächlich sehr unterschiedliche Bedeutung für den betreffenden Menschen haben können, liegt wahrscheinlich daran, dass sie bei jedem von uns auf unterschiedliche Weise entstehen und auch verschiedene Funktionen erfüllen können. Wie das Phänomen des Träumens als solches, sind auch die verschiedenen Traumarten mit ihren einzelnen Bedeutungen noch nicht komplett verstanden und werden weiterhin erforscht.

Alltägliche Träume

Am häufigsten sind alltägliche Träume, die oft Erfahrungen und Ereignisse widerspiegeln, die tagsüber erlebt wurden. Häufige Inhalte sind Situationen des Berufslebens, mit Freunden oder alltägliche Aktivitäten. Diese Träume dienen oft dazu, all diese Ereignisse zu verarbeiten und zu reflektieren.

> Am häufigsten sind alltägliche Träume, die oft Erfahrungen und Ereignisse widerspiegeln, die tagsüber erlebt wurden.

Wiederkehrende Träume

Kehren Träume ständig zurück, können sie auf Ängste, ungelöste Konflikte oder wiederkehrende Lebensmuster hinweisen. Auf bestimmte Themen oder Probleme im Leben, die eine besondere Aufmerksamkeit verdient haben. Auch hier ein Beispiel: Der immer wiederkehrende Traum einer Prüfungssituation könnte Ausdruck dafür sein, dass man sich unvorbereitet, gestresst oder unsicher hinsichtlich der eigenen Fähigkeiten fühlt. Auch die Angst vor dem Scheitern in einer bestimmten Situation kann durch wiederkehrende Träume ausgedrückt werden, die Effekte variieren von Mensch zu Mensch.

Einige können durch die Träume z. B. motiviert sein, aktiv nach Lösungen zu suchen, andere fühlen sich eher belastet und im täglichen Leben beeinträchtigt. Dann kann es hilfreich sein, professionelle Unterstützung durch Therapeuten oder Traumexperten in Anspruch zu nehmen.

Albträume

Albträume sind vielen bekannt, sie bleiben durch ihren unangenehmen und beängstigenden Charakter oft länger in Erinnerung. Albträume können unheimlich sein oder bedrohliche Situationen beinhalten, wie eine Verfolgungsjagd mit dem Gefühl, in Gefahr zu sein.

In unserem schlafmedizinischen Institut berichten viele Menschen mit Albträumen beispielsweise davon, von einem wilden Tier gejagt zu werden, dem sie zu entfliehen versuchen. Solche Träume können als Angst vor Kontrollverlust interpretiert werden oder als Bedrohung in bestimmten Lebensbereichen. Häufig dienen Albträume dazu, tief verwurzelte Ängste zu überwinden oder auf traumatische Ereignisse hinzuweisen.

> Wiederkehrende Träume können darauf hindeuten, dass bestimmte Themen oder Probleme im Leben Ihre besondere Aufmerksamkeit erfordern.

Präkognitive Träume

Träume, die scheinbar zukünftige Ereignisse vorhersagen, werden als präkognitive Träume bezeichnet. Zwar gibt es für präkognitive Fähigkeiten des Menschen keine wissenschaftlichen Belege, doch gibt es immer wieder Menschen, die subjektiv empfinden, in Träumen bestimmte Informationen erhalten zu haben, die sich später als wahr erwiesen. Beispiel: Jemand träumt, dass ein Freund oder eine Freundin eine bestimmte Nachricht schickt und erhält am nächsten Tag tatsächlich genau diese Nachricht. Dies könnte ein präkognitiver Traum sein – oder einfach nur Zufall.

Klarträume

Traumzustände, in denen sich die Träumenden bewusst sind, dass sie träumen, nennen wir in der Schlafmedizin Klarträume oder auch luzide Träume. In solchen Träumen kann häufig bewusst die Kontrolle für eine Situation übernommen und auch eine bewusste Entscheidung getroffen werden. Klarträume können deswegen so bereichernd sein, weil sie es in diesem Prozess erlauben, die Grenzen der Realität zu überwinden. Diese Träume treten meistens während der REM-Phase auf. Jedoch kann ein Klartraum auch aus dem Wachzustand heraus, z. B. beim Meditieren auftreten.

Interessanterweise ist bei diesen Träumen vor allem der vordere Bereich des Gehirns (Frontalkortex) besonders aktiv – ein Hirnareal, das im Wachzustand für das logische und abstrakte Denken verantwortlich ist. Bei anderen Traumarten ist dieses Areal meist nicht sonderlich aktiv.

> Klarträume können positive Gefühle in uns wecken, weswegen in der Schlafmedizin Albträume mitunter mithilfe von Klarträumen aufgelöst werden.

Bis heute bleibt unklar, welche Bedeutung Klarträume für den Menschen wirklich haben. Fakt ist, dass sie positive Gefühle in uns wecken können, weswegen z. B. in der Schlafmedizin Albträume mitunter mithilfe von Klarträumen aufgelöst werden. Dabei spinnt man therapeutisch begleitet die Handlung quasi einfach zu einem glücklichen Ende weiter. Zuvor müssen Betreffende über luzides Träumen aufgeklärt werden. Auch eine bewusste Auseinandersetzung mit dem belastenden Traum ist oft sinnvoll. Ein Traumtagebuch (siehe Seite 65) kann zusätzlich helfen, die Traumerinnerung zu stärken.

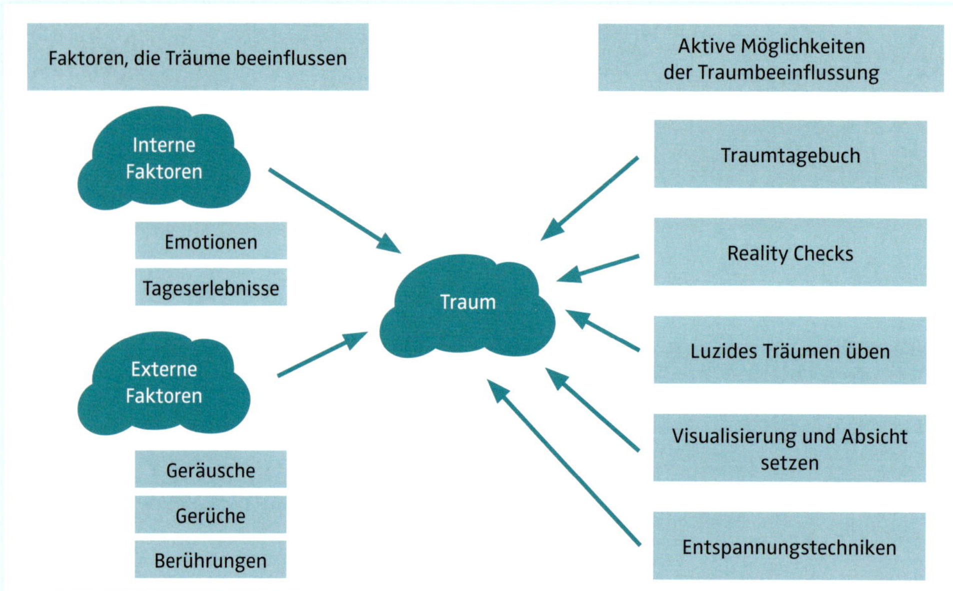

Faktoren und Möglichkeiten, Träume zu beeinflussen

Träume beeinflussen – ist dies möglich?

Ja, Träume können aktiv beeinflusst werden. Methoden, die wir in der Schlafmedizin nutzen und oft empfehlen, sind das erwähnte Traumtagebuch – mit dessen Hilfe die Erinnerung an Träume verbessert und das Bewusstsein für Träume geschärft werden kann –, eine Realitätsüberprüfung (Realitychecks), das Üben von Klarträumen, Visualisierungsübungen und Entspannungstechniken (siehe Abbildung). Einige dieser Verfahren werden Sie auch in unserer Schlafformel im dritten Hauptkapitel wiederfinden. Da Träume aber nicht immer mit Schlafproblemen verbunden sind, möchten wir Ihnen an dieser Stelle bereits einige nützliche Möglichkeiten vorstellen, Träume zu betrachten und besser zu verstehen.

Das Traumtagebuch

Durch ein Traumtagebuch können Sie nicht nur das Verständnis für die Muster, Themen und Symbole Ihrer Träume verbessern, es kann Ihnen auch dabei behilflich sein, tiefer in die persönliche Traumwelt einzutauchen und die eigenen Emotionen besser zu verstehen. Gelingt das, können gegebenenfalls Maßnahmen ergriffen werden, um eine positive Veränderung herbeizuführen.

Es kann unterschiedliche Gründe geben, ein Traumtagebuch zu führen. Will man eventuell seine Traumerinnerungen verbessern, da die meisten Träume erfahrungsgemäß nach dem Aufwachen schnell verblassen, kann es sinnvoll sein, mithilfe eines Traumtagebuchs die Gewohnheit zu fördern, sich an geträumte Details besser zu erinnern. Womöglich lassen sich so auch bestimmte Muster erkennen, Ängste, Wünsche oder Themen, die Ihre Emotionen und Gedanken im Wachzustand beeinflussen. Darüber hinaus können Träume eine reiche Quelle für kreative Ideen sein, sodass ein Traumtagebuch mitunter unerwartete Inspirationen für Ihre Projekte – ob privat oder beruflich – bieten kann.

Vorlage für Ihr Traumtagebuch

Folgende Rubriken sollte Ihr Traumtagebuch enthalten:

1. Datum des Traums
2. Beschreibung des Trauminhalts
3. Emotionen, die mit dem Traum verbunden sind
4. Kommentar und eigene Interpretation des Traums

Positives Beispiel eines Tagebucheintrags

Datum des Traums: 31. August 2023

Beschreibung des Trauminhalts: Plötzlich war ich in einem großen Vergnügungspark. Achterbahnen, Karusselle und bunte Lichter waren überall um mich herum. Ich war so aufgeregt und begeistert, dass ich beschloss, Achterbahn zu fahren. Als die Bahn sich steil nach oben bewegte, spürte ich den Nervenkitzel. Die Achterbahn verwandelte sich plötzlich in einen fliegenden Teppich und ich schwebte über die Wolken. Leuchtende Sterne füllten den Himmel. Ich fühlte mich leicht und frei und kehrte schließlich sanft auf den Boden zurück.

Emotionen, die mit dem Traum verbunden sind:
Aufregung, Glück, Freude, Leichtigkeit

Kommentar: Dieser Traum war voller Abenteuer und Freude. Der Vergnügungspark repräsentiert meine Lebensfreude und meine spielerische Seite. Die Achterbahnfahrt könnte Herausforderungen oder aufregende Ereignisse in meinem Leben symbolisieren, bei denen ich den Nervenkitzel des Unbekannten erlebe. Ein Gefühl von Freiheit und die Fähigkeit, Grenzen zu überwinden, können durch die Verwandlung in den fliegenden Teppich symbolisiert sein.

Negatives Beispiel eines Tagebucheintrags

Datum des Traums: 31. August 2023

Beschreibung des Trauminhalts: Ich befand mich in einem Wald, der dunkel und geheimnisvoll war. Alles wirkte grausam und bedrohlich. Ich hatte das Gefühl, dass mich etwas Böses verfolgte. Ich kämpfte mich verzweifelt durch die Enge des Waldes, doch ich konnte der Bedrohung nicht entfliehen. Ich wurde immer ängstlicher und fühlte mich hilflos. Ich wachte schweißgebadet auf, als der Traum endete.

Emotionen, die mit dem Traum verbunden sind: Angst, Bedrohung, Hilflosigkeit

Kommentar: Dieser Traum war sehr beängstigend und unangenehm. Es ist möglich, dass der düstere Wald und das Gefühl der Verfolgung innere Ängste oder Konflikte widerspiegeln, mit denen ich mich im täglichen Leben auseinandersetzen muss. Der Traum könnte aber auch auf meine Hilflosigkeit hinweisen, die in bestimmten Situationen auftreten kann. Es ist deswegen von großer Bedeutung für mich, diese Ängste zu identifizieren und möglicherweise Maßnahmen zu ergreifen, damit ich mich sicherer und selbstbestimmter fühlen kann.

Realitychecks helfen, zwischen Wachzustand und Traum zu unterscheiden.

Realitychecks

Auch mithilfe von Realitychecks kann das Träumen beeinflusst werden. Dabei handelt es sich um Methoden, um festzustellen, ob man im Wachzustand träumt oder nicht. Dies kann z. B. durch Kontrolle der Uhrzeit oder eine Überprüfung, ob die Hände normal aussehen, passieren: Im Wachzustand sehen und fühlen wir unsere Hände so, wie sie tatsächlich sind: feste, klar definierte Formen mit sichtbaren Falten, Narben, Nägeln und anderen individuellen Merkmalen. Wir können die physischen Eigenschaften und taktilen Empfindungen wahrnehmen, wenn wir Dinge berühren oder unsere eigenen Hände spüren.

In einem Traum kann die Wahrnehmung unserer Hände variieren. Manchmal erscheinen sie normal, manchmal verzerrt, verändert oder gar nicht vorhanden. Mit dieser Technik kann man erkennen, ob man träumt oder wach ist. Im Traum können die Hände unscharf, verschwommen oder auf andere Weise anders aussehen als in der Realität. Das Betrachten der Hände kann also helfen festzustellen, ob man sich in einem Traumzustand befindet oder nicht.

Werden solche Realitychecks regelmäßig im Alltag durchgeführt, kann diese Gewohnheit auch in die Träume übernommen und bewusst in den Traum eingegriffen werden. Regelmäßiges Üben erhöht die Wahrscheinlichkeit, dass in den Träumen die Realität überprüft bzw. herausgefunden werden kann, ob man wach ist oder nur träumt.

Klarträume üben

Die Klarträume haben Sie schon kennengelernt. Um sich im Zustand des Klartraumes – in dem Sie sich bewusst sind, dass Sie träumen – zu üben, eignen sich verschiedene Methoden, z. B. Meditation, das Wiederholen mentaler Suggestionen vor dem Einschlafen, die bereits erwähnten Realitychecks oder auch Traumvisualisierungen und die MILD-Technik (siehe Kasten auf S. 70).

Es braucht wirklich längere Übung und Geduld, diese Sensibilität zu entwickeln! Sie können sich dazu beispielsweise regelmäßig beim Einschlafen vorstellen, wie Sie sich Ihrer Träume bewusst werden und die Kontrolle übernehmen. Indem diese Szenarien immer wieder intensiv visualisiert werden, trainieren Sie praktisch Ihr Gehirn, Klarträume zu erzeugen oder schließlich auch Ihre Träume als solche zu erkennen. Einige Menschen nutzen dazu das Traumtagebuch als Werkzeug.

Die Fähigkeit des Klarträumens variiert von Mensch zu Mensch und hängt von verschiedenen Faktoren ab, einschließlich der individuellen Veranlagung, des Engagements und der angewandten Techniken. Aber auch Faktoren wie Stress oder Angst können die Fähigkeit, klar zu träumen, beeinträchtigen. Manche Menschen können schon nach wenigen Tagen oder Wochen ihre ersten Klarträume haben, andere brauchen mehrere Monate oder noch länger. Es gibt auch Menschen, die von Natur aus klarträumen können und keine spezielle Übung benötigen.

> Die Fähigkeit des Klarträumens ist bei uns unterschiedlich ausgeprägt.

Stört es nun aber nicht, die eigenen Träume zu erkennen?, könnte Ihre berechtigte Frage an dieser Stelle sein. Tatsächlich wird von vielen berichtet, dass das Erkennen der eigenen Träume, also das Erleben von Klarträumen, eine bereichernde und positive Erfahrung ist. Sie ermöglicht es, bewusst in der Traumwelt zu agieren, Träume zu kontrollieren und aus ihnen zu lernen. Ein faszinierendes Phänomen, dem jedoch Grenzen gesetzt sind, da wir alle den beschriebenen grundlegenden Mechanismen des Träumens unterworfen sind. Hinzu kommt, dass das Unterbewusstsein und tief verwurzelte Emotionen und Gedanken ebenfalls immer eine Rolle spielen.

Allgemein gilt: Es ist hilfreich, geduldig zu sein und die Übungszeit, die für das Klarträumen benötigt wird, als einen Prozess des Lernens und Entdeckens zu betrachten, anstatt sich auf ein bestimmtes Ziel zu konzentrieren. Mit anhaltendem Interesse und regelmäßigem Üben steigt die Wahrscheinlichkeit, klarträumen zu können. Für diejenigen, die Schwierigkeiten haben, kann es auch hilfreich sein, sich professionelle Hilfe bei einer Schlafmedizinerin oder einem Schlafmediziner zu holen.

Die MILD-Technik: Mnemonic Induction of Lucid Dreams

Der Begriff steht übersetzt für den gedächtnisinduzierten Klartraum. Dabei wiederholt man vor dem Einschlafen in Gedanken mehrfach folgenden Satz: *„Ich werde im Traum erkennen, dass ich träume."* Stellen Sie sich bildlich vor, wie Ihnen während des Träumens bewusst wird, dass Sie träumen. Die MILD-Technik nutzt die Kraft der Autosuggestion, die Sie vielleicht von Methoden wie dem autogenen Training kennen. Sie können sich auch ausmalen, wie es sich für Sie anfühlen wird, wenn Sie über die Fähigkeit verfügen, Ihre Träume als Träume zu erkennen. Hilfreich ist auch die Vorstellung, dass der Traum kein Traum, sondern eine Art parallele Realwelt ist. Lassen Sie Ihrer Fantasie freien Lauf.

Tipp: Je öfter Sie sich in Klarträumen üben, desto eher wird diese Fähigkeit sich in Ihrem Unterbewusstsein entwickeln können.

Visualisierungsübungen

Eine weitere Möglichkeit der Traumbeeinflussung ist die Visualisierung. Bevor man einschläft, stellt man sich bewusst ein bestimmtes Szenario oder eine bestimmte Handlung vor, von der man träumen möchte. Auf diese Weise steigt die Wahrscheinlichkeit, dass dieser Trauminhalt auch während des Schlafs auftaucht. Dies wird ähnlich der Autosuggestion durch die konkrete Absicht und damit verbundene mentale Konzentration erreicht. Beispiel: Sie können sich vorstellen, in Ihrem Traum zu einem bestimmten Ort zu reisen und Ihren Lieblingsplatz aufzusuchen, um sich dort zu erholen.

Entspannungstechniken

Aber auch allgemeine Entspannungstechniken vor dem Zubettgehen, z. B. die schon erwähnt Meditation, Atemübungen oder sanfte Dehnübungen, die den Geist beruhigen und eine ruhigere Traumumgebung schaffen, können das Träumen beeinflussen. Wissenschaftlich belegt ist, dass Entspannung die Wahrscheinlichkeit intensiver Albträume verringert und angenehme Träume fördert. Sie finden Übungsanleitungen, die Ihnen auch bei Schlafproblemen wertvolle Hilfe sein können, in unserer Schlafformel nach Heiser & Sommer im dritten Buchteil.

> Entspannungsübungen vor dem Schlafen können angenehme Träume fördern.

Trotz dieser Techniken, die insbesondere das angenehme Träumen und damit auch den guten Schlaf fördern sollen, bleibt immer zu bedenken, dass Träume vielfältigen Faktoren unterliegen, die außerhalb der menschlichen Kontrolle liegen. Vieles bleibt noch zu erforschen, darunter Technologien, mit denen Träume noch besser analysiert werden können.

Weiterhin ist auch die Bedeutung von Träumen für das Alltagsleben Gegenstand weiterer Forschung. Die wissenschaftlichen Erkenntnisse können wiederum zur Entwicklung neuer Behandlungsmethoden bei psychischen Erkrankungen beitragen, z. B. bei posttraumatischen Belastungsstörungen, Angststörungen und Depressionen. Tatsächlich kann der aktuelle emotionale oder psychische Zustand beeinflussen, wie leicht es jemandem fällt, die eigenen Träume zu kontrollieren. Aber auch äußere Einflüsse wie Medikamente können das Traumverhalten verändern.

Obwohl Träume persönliche Erfahrungen sind, gibt es bei alledem Diskussionen über ethische Grenzen, was man im Traum tun sollte. Und selbst für erfahrene Klarträumer bleibt das Träumen eine flüchtige und oft unvorhersehbare Erfahrung. Aus diesem Blickwinkel ist das Träumen eher eine Kunst als eine exakte Wissenschaft. Was für einen Menschen gut funktioniert, kann für einen anderen kontraproduktiv sein. Mit anderen Worten: Jeder Traum und jeder Träumende ist und bleibt einzigartig.

HÄUFIGE SCHLAF-STÖRUNGEN: URSACHEN UND AUSWIRKUNGEN

Schlaf kann krank machen, Schlafprobleme sind medizinisch behandelbar. Dennoch suchen lediglich circa 30 Prozent der Menschen, die fast jede Nacht unter Schlafstörungen leiden, auch ärztliche Hilfe und begeben sich in Behandlung. Was ebenfalls oft unterschätzt wird: Auch zu viel Schlaf kann krank machen. Sie merken also: Nicht nur die Schlafdauer ist entscheidend, sondern insbesondere die Schlafqualität.

▶ *In diesem Kapitel geht es um die Störfaktoren des Schlafs, Schlafkrankheiten und das Pro und Contra herkömmlicher synthetischer Schlafmittel.*

Was heißt überhaupt „schlecht geschlafen"?

Es gibt eine Reihe von Schlafstörungen, die viele von uns im Laufe des Lebens betreffen können. Laut einem Gesundheitsreport der Krankenkasse DAK geben 80 Prozent der Erwerbstätigen an, schlecht zu schlafen. Damit haben Schlafstörungen bei Menschen zwischen 35 und 65 Jahren, die mitten im Berufsleben stehen, in den letzten Jahren um 66 Prozent zugenommen. Mit anderen Worten: Deutschland schläft schlecht – ein Problem, das deutlich unterschätzt wird.

Trotz guter Schlafdauer kann auch ein qualitativ schlechter Schlaf auf Dauer gesundheitsschädlich sein.

Was aber heißt überhaupt schlecht schlafen? Immerhin: Rechnet man die Zahlen des Gesundheitsreports auf die gesamte Bevölkerung hoch, schlafen demnach hierzulande etwa 34 Millionen Menschen schlecht. Rund 50 Prozent der Erwerbstätigen fühlen sich sogar am Arbeitsplatz müde, und etwa 30 Prozent geben an, regelmäßig erschöpft zu sein. Lassen Sie uns folgende Begriffe zunächst klären: Schläfrigkeit, Müdigkeit und in diesem Zusammenhang das Phänomen der großen Erschöpfung.

Schläfrigkeit oder Müdigkeit?

Diese beiden Begriffe werden häufig synonym verwendet. In der Schlafmedizin drücken wir damit jedoch jeweils unterschiedliche Zustände aus: Man hat das Verlangen oder die Neigung, zu schlafen oder einzuschlafen, wenn man schläfrig ist.

Schläfrigkeit ist demnach ein Zustand, bei dem der Körper sich ausruhen muss, weil die Augen schwer werden und die Konzentration nachlässt. Ein Mangel an Schlaf oder eine Störung des Schlafwach-Rhythmus verursacht häufig Schläfrigkeit. Aber auch die Einnahme bestimmter Medikamente (z. B. zur Behandlung von Bluthochdruck, Asthma, Allergien und Depressionen) oder Erkrankungen wie eine Schlafapnoe können ursächlich sein. ▶▶

Müdigkeit hingegen bedeutet, einen Energiemangel zu spüren. Wer müde ist, erlebt einen allgemeinen Zustand von körperlicher oder geistiger Erschöpfung, der häufig durch Aktivitäten, Anstrengungen oder auch Stress verursacht wird. Auch ein Schlafmangel oder eine schlechte Ernährung und verschiedene Erkrankungen (z. B. Schilddrüsenunterfunktion, Eisenmangel, Herzinsuffizienz) können Müdigkeit verursachen.

Schläfrigkeit ist also das spezifische Verlangen nach Schlaf und kann auch auf eine organische Schlaferkrankung hinweisen. Müdigkeit beschreibt ein allgemeines Gefühl von Erschöpfung und Energiemangel, das Leitsymptom bei psychiatrischen Schlaferkrankungen sein kann. Diese Unterscheidung ist auch deswegen so wichtig, weil Schläfrigkeit durch Schlaf und Ruhe in der Regel gut behandelt werden kann. Müdigkeit kann mitunter umfassendere Maßnahmen erfordern, z. B. eine Anpassung des Lebensstils, Ruhepausen im Alltag, körperliche Bewegung bis hin zu einer individuellen ärztlichen Untersuchung und Therapie, wenn übermäßige Müdigkeit chronisch wird.

Es ist auch möglich, dass Schläfrigkeit und Müdigkeit gleichzeitig auftreten, insbesondere wenn jemand schlecht schläft oder nicht genug Ruhe bekommt. Gemeinsam mit den Behandelnden sollte dann nach zugrunde liegenden Ursachen geforscht werden, um geeignete Maßnahmen für eine bessere Schlafqualität ergreifen zu können.

Zu wenig oder zu viel: Wie viel Schlaf brauche ich wirklich?

Eine häufige erste Frage ist auch bei uns im Institut für Schlafmedizin, wie viel Schlaf der Mensch denn nun eigentlich braucht. Die empfohlene Schlafdauer variiert je nach Alter und den individuellen Bedürfnissen. Die meisten werden sieben bis acht Stunden Schlaf benötigen. Wichtig ist, auf den eigenen Körper zu hören und sicherzustellen, dass man ausreichend Schlaf erhält, um sich erholt und energetisiert zu fühlen. Hilfreich ist auch diese Faust-

Wenn wir in der Lage sind, tagsüber längere Tätigkeiten im Sitzen konzentriert auszuüben, ohne permanent schläfrig zu werden, haben wir ein gutes Schlafpensum gefunden.

regel: Wenn Sie in der Lage sind, tagsüber längere Tätigkeiten im Sitzen konzentriert auszuüben, ohne permanent schläfrig zu werden, haben Sie ein gutes persönliches Schlafpensum gefunden. Es gibt aber auch allgemeine Richtlinien für die empfohlene Schlafdauer, an der Sie sich orientieren können.

Säuglinge (bis drei Monate) Neugeborene benötigen normalerweise zwischen 14 und 17 Stunden Schlaf pro Tag. Da sie häufig aufwachen, um gefüttert zu werden oder ihre Windeln gewechselt zu bekommen, ist der Schlaf in dieser Phase häufig auf mehrere kurze Perioden verteilt.

Säuglinge (vier bis elf Monate) Ab etwa dem vierten Monat wird empfohlen zwölf bis 15 Stunden täglich zu schlafen. Einige Säuglinge können jetzt länger durchschlafen, ihr Schlaf beginnt sich zu stabilisieren.

Kleinkinder (ein bis zwei Jahre) Kleinkinder benötigen rund elf bis 14 Stunden Schlaf. Die Schlafroutinen werden bereits regelmäßiger, und die meisten Kinder schlafen auch am Mittag.

Vorschulkinder (drei bis fünf Jahre) Für diese Altersgruppe werden täglich zehn bis 13 Schlaf empfohlen. Viele Kinder überspringen bereits den Mittagsschlaf, andere können noch davon profitieren.

Schulkinder (sechs bis 13 Jahre) Ab dem Schulalter sollten Kinder täglich neun bis elf Stunden Schlaf erhalten, um sich optimal zu erholen und ihre kognitiven und körperlichen Funktionen zu unterstützen.

Jugendliche (14 bis 17 Jahre) Durch die biologischen Veränderungen in der Pubertät verändert sich auch der natürliche Schlaf-wach-Rhythmus. Dies hat zur Folge, dass Jugendliche häufig später einschlafen und morgens länger schlafen möchten. Sie benötigen circa acht bis zehn Stunden Schlaf.

Erwachsene (18 bis 64 Jahre) Obwohl die individuellen Bedürfnisse variieren können, benötigen die meisten Erwachsenen sieben bis neun Stunden Schlaf pro Nacht. Während einige möglicherweise weniger Schlaf benötigen, kann es bei anderen auch deutlich mehr sein, um sich ausgeruht zu fühlen.

Ältere Erwachsene (ab 65 Jahren) Ältere Erwachsene haben häufig eine veränderte Schlafarchitektur, wodurch sie mitunter weniger Schlaf benötigen. Je nach den individuellen Bedürfnissen können sie von ebenfalls sieben bis neun Stunden Schlaf profitieren.

Da es tatsächlich wichtig ist, möchten wir nochmals betonen, dass der Schlaf sehr individuell verläuft und dass sich Ihr persönliches Schlafbedürfnis, unabhängig von allgemeinen Richtlinien, von anderen Menschen Ihrer Lebensphase deutlich unterscheiden kann. Jeder von uns benötigt andere Voraussetzungen für den guten Schlaf, um tagsüber optimal zu funktionieren. Versuchen Sie am besten, die für sich passende Schlafdauer herauszufinden. Folgende allgemeine Tipps möchten wir Ihnen geben:

Berücksichtigen Sie die eigenen natürlichen Schlafmuster

Beobachten Sie, wie viel Schlaf Sie wirklich benötigen, um ausgeruht und energiegeladen zu sein – ohne dass ein Wecker verwendet wird oder andere Einschränkungen vorliegen. Testen Sie dies über einige Wochen aus. Dabei sollten Sie jeden Morgen zur gleichen Zeit aufstehen und abends, wenn Sie schläfrig sind, zur gleichen Zeit zu Bett gehen. Notieren Sie jeweils die Anzahl der geschlafenen Stunden. Machen Sie sich auch Notizen, wie fit Sie sich am Tag gefühlt haben. Diese kleine Analyse kann helfen, Muster zu identifizieren und Ihre ideale Schlafdauer zu bestimmen.

Experimentieren Sie mit verschiedenen Schlafdauern

Länger schlafen heißt nicht immer, besser zu schlafen: Die Schlafqualität kann unabhängig der Schlafdauer gestört sein.

Weiterhin können Sie verschiedene Schlafdauern ausprobieren, um herauszufinden, welche Länge des Schlafs sich für Sie am erholsamsten anfühlt. Gestartet werden sollte bei diesem Versuch mit einer schrittweisen Änderung um etwa 15 bis 30 Minuten, die Sie entweder länger oder kürzer schlafen. Machen Sie sich wieder Notizen, wie sich die veränderte Schlafdauer auf Ihr Wohlbefinden und die persönliche Energie auswirkt. Auf diese Weise können Sie feststellen, ob weniger oder mehr Schlaf für Sie besser funktioniert und womöglich auch Schlafprobleme bessern hilft.

Berücksichtigen Sie Ihre persönlichen Lebensumstände

Wie Sie schon wissen, können sich die Anforderungen an den Schlaf im Laufe des Lebens verändern, und oft ist es so, dass ältere Erwachsene weniger Schlaf brauchen. Entscheidend sind aber immer auch individuelle Umstände, wie z. B. Stress, den Sie in Ihrem Alltag haben, der Umfang körperlicher Aktivität oder auch Alltagsrituale. Es ist auch möglich, dass Sie situativ in besonders belastenden Lebensphasen mehr Ruhe und Schlaf benötigen. Das führt uns auch zum nächsten Tipp.

Achten Sie auf die Signale Ihres Körpers

Wenn Sie sich tagsüber häufig schläfrig oder nicht ausgeruht fühlen, ist es möglicherweise an der Zeit, mehr Schlaf zu bekommen. Andere Hinweise für Schlafmangel können sein: Schwierigkeiten beim Konzentrieren, Gereiztheit und Stimmungsschwankungen oder häufiges Gähnen. Andersherum schlafen Sie vielleicht auch zu viel, wenn Sie sich trotz regelmäßig mehr als neun bis zehn Stunden Schlaf trotzdem nicht erfrischt fühlen.

Wann ist mein Schlaf gestört?

Woran erkennt man nun aber, dass der eigene Schlaf gestört ist? Einige Anzeichen haben wir schon besprochen. So können Müdigkeit und Erschöpfung auf einen gestörten Nachtschlaf hinweisen. Aber auch Schwierigkeiten beim Aufwachen, geringe Konzentrationsfähigkeit und verminderte Leistungsfähigkeit geben Hinweise. Ebenso Stimmungsschwankungen bzw. eine Reizbarkeit, nicht zu vergessen körperliche Symptome: Kopfschmerzen, Muskelverspannungen, Schwindel und ein allgemeines Gefühl von Unwohlsein sowie eine erhöhte Infektneigung (siehe Abbildung).

1. **Müdigkeit und Erschöpfung:** Wenn Sie tagsüber ständig müde, erschöpft oder schlapp sind, kann dies ein Zeichen von chronischem Schlafmangel sein.
2. **Schwierigkeiten beim Aufwachen:** Wenn es Ihnen schwerfällt, morgens aus dem Bett zu kommen, und Sie sich benommen oder desorientiert fühlen, deutet das auf unzureichenden Schlaf hin.
3. **Geringe Konzentrationsfähigkeit und verminderte Leistungsfähigkeit:** Schlaf kann die kognitive Funktion beeinträchtigen, was zu Schwierigkeiten beim Denken, Konzentrieren, Lernen oder Problemlösen führen kann.
4. **Reizbarkeit und Stimmungsschwankung:** Schlafmangel kann die Stimmung negativ beeinflussen und zu Gereiztheit, Angstzuständen und depressiven Verstimmungen führen.
5. **Verminderte Immunität:** Schlafmangel kann das Immunsystem schwächen und das Risiko für Erkältungen, Grippe und andere Infekte erhöhen.
6. **Körperliche Symptome:** Schlafmangel kann zu körperlichen Symptomen wie Kopfschmerzen, Muskelverspannungen, Schwindel und einem allgemeinen Gefühl von Unwohlsein führen.

Anzeichen eines gestörten Nachtschlafs

Es ist wichtig, die möglichen Ursachen für gestörten Schlaf und schlechte Schlafqualität zu erkennen. Nur dann lassen sich gesunde Schlafgewohnheiten entwickeln und die Schlafumgebung gegebenenfalls optimieren. Um im Einzelfall eine genaue Diagnose stellen zu können und eine passende Behandlung einzuleiten, empfehlen wir, eine Schlafmedizinerin oder einen Schlafmediziner aufzusuchen. Ein individueller Ansatz bildet die Basis, basierend auf einer detaillierten Anamnese und der Suche nach den möglichen zugrunde liegenden Ursachen, wie im Fall von Anna.

> Bei anhaltenden Schlafproblemen sollten Sie sich immer ärztliche Beratung suchen.

Fallbeispiel: Anna (35), kaufmännische Angestellte

Anna hat seit einigen Wochen Schlafprobleme. Sie wacht nachts mehrmals auf und fühlt sich morgens nicht ausgeruht. Tagsüber ist sie müde, unkonzentriert und gereizt. Sie berichtet auch häufig von Kopfschmerzen und allgemeiner Müdigkeit.

Schlafgewohnheiten: Anna geht normalerweise um 23 Uhr ins Bett, aber sie liegt häufig lange wach, bevor sie endlich einschlafen kann. Unabhängig davon, wie viel sie in der Nacht geschlafen ▶▶

hat, steht sie um sieben Uhr morgens auf. Anna trinkt abends gerne Kaffee und nutzt ihr Smartphone auch im Bett, bevor sie versucht, einzuschlafen. Sie hat keine feste Routine vor dem Zubettgehen, und ihr Schlafzimmer ist nicht besonders gut abgedunkelt, wie sie erzählt.

Stressfaktoren: Anna berichtet in der Sprechstunde auch von hohem Stress in ihrem beruflichen und privaten Leben. Sie arbeitet viel und fühlt sich häufig überfordert. Außerdem kämpft sie mit finanziellen Problemen und Schwierigkeiten, sich allgemein in ihrem Alltag zu entspannen.

Feste Aufsteh- und Zubettgehzeiten, die auch am Wochenende gelten, können den guten Schlaf fördern.

Bei Anna kommen gleich mehrere mögliche Störfaktoren zusammen. Wahrscheinlich ist Ihnen der Koffeinkonsum am Abend aufgefallen, den Anna reduzieren oder ganz vermeiden könnte. Da sie bisher keine Rituale für sich entwickelt hat, die sie zur Ruhe bringen und auf den Schlaf vorbereiten, kann in diesem Fall auch die Entwicklung einer festen Schlafenszeit und Routine vor dem Zubettgehen hilfreich sein. Schlagen Sie dazu gerne in Hauptkapitel drei bewährte Tipps für die Schlafroutine nach, sie finden diese in Baustein eins unserer Schlafformel nach Heiser & Sommer. Für Anna kämen etwa Stressmanagementtechniken wie Entspannungsübungen, Meditation oder Yoga infrage.

Ein weiterer Punkt ist die Begrenzung der Nutzung elektronischer Geräte vor dem Schlafengehen. Wer kurz vor dem Zubettgehen Smartphones oder Tablets verwendet oder noch kurz zuvor Fernsehen schaut, kann in der Regel schwieriger ein- und durchschlafen, weil der Blaulichtanteil elektronischer Geräte die Melatoninproduktion hemmt und den Schlaf-wach-Rhythmus stört.

Anna kann zusätzlich eine angenehme und schlaffördernde Umgebung für sich schaffen. Dazu gehört, das Zimmer abzudunkeln und auf eine angenehme Raumtemperatur zu achten. Möglicherweise könnte in Annas Fall eine weiterführende Untersuchung Schlafstörungen, wie z. B. eine Schlafapnoe oder Insomnie, ausschließen. Auch eine aktuelle Medikation sollte überprüft werden.

Bringt das moderne Leben mich um den Schlaf?

Jeder von uns kennt Menschen wie Anna. Wenn Sie sich in Ihrem Bekanntenkreis umhören, finden auch Sie sicherlich viele, die sagen, dass sie oft unendlich müde sind. Sind es die modernen Aspekte des Lebens, die unseren eigentlich instinktiv gesteuerten Schlafrhythmus so durcheinanderbringen? Oder ist das etwa der Normalzustand, mit dem man einfach leben muss? All diese Fragen zu beantworten, ist auch für uns aus ärztlicher Sicht häufig schwierig, denn: Bei vielen von Schlafproblemen Betroffenen lässt sich keine eindeutige Ursache erkennen und erklären, was nun der auslösende Faktor für die meist über Jahre bestehenden Schlafstörungen ist. Sicherlich tragen in unserer modernen Gesellschaft und Arbeitswelt digitale Zeitvertreibe oder ein spätabendlicher Fernsehkonsum dazu bei. Aber auch längere Arbeitswege und ein Arbeitsrhythmus, der oft nicht zu unserem persönlichen Schlaf-wach-Rhythmus passt. Unser modernes Leben hat zweifellos erheblichen Einfluss auf den Schlaf (siehe Abbildung).

Lesen macht müde. Es sei denn, es wird am Smartphone gelesen – mit entsprechender Blaulichtbestrahlung.

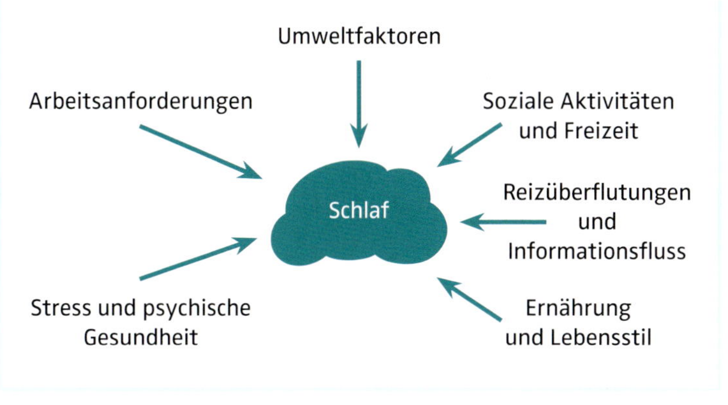
Umweltfaktoren
Arbeitsanforderungen
Soziale Aktivitäten und Freizeit
Schlaf
Reizüberflutungen und Informationsfluss
Stress und psychische Gesundheit
Ernährung und Lebensstil

Vielfältige Faktoren beeinträchtigen die Schlafdauer und Schlafqualität

Das menschliche Sehvermögen hat sich ursprünglich im Wasser entwickelt. Die Empfindlichkeit für blaues Licht ist demzufolge ein Erbe des Ozeans.

Umweltfaktoren: Reizüberflutung und Blaulicht

Wie schon erwähnt, kann der oft hohe Blaulichtanteil in Bildschirmen von Smartphones, Tablets, Computern und Fernsehern die Produktion des Schlafhormons Melatonin negativ beeinträchtigen. Nun können Sie sich natürlich fragen, warum gerade blaues Licht so problematisch ist. Auch hier müssen wir wieder in unsere Evolution schauen. Wahrscheinlich ist es so, dass alle Formen von Lebewesen, die auf dem Land leben, aus Meeresbewohnern entstanden sind. Unsere Ozeane wirken wie ein Lichtfilter, der vor allem die gelben und roten Strahlen herausfiltert. Übrig bleibt das kurzwellige blaue Licht. Dadurch erscheinen unsere Meere und das, was wir als Wasser sehen, blau. Auch das menschliche Sehvermögen hat sich ursprünglich im Wasser entwickelt und war daher überwiegend blauem Licht ausgesetzt. Die Empfindlichkeit für blaues Licht ist demzufolge ein Erbe des Ozeans.

Mit der weiteren Entwicklung des Menschen und der Modernisierung seiner Lebensgewohnheiten hat sich dies jedoch geändert. Das liegt daran, dass vor allem das weit verbreitete LED-Licht in Innenräumen und vielen elektrischen Geräten einen sehr hohen Blauanteil hat – und der stört unseren Schlaf-wach-Rhythmus. Selbst kleine Wohnraumleuchten, die nur ein bis zwei Prozent Stärke des natürlichen Tageslichts enthalten, können die Melatoninausschüttung bereits um 50 Prozent unterdrücken. Dies bei allen Vorteilen der LEDs, die andererseits auf der Hand liegen: deutlich geringerer Energieverbrauch und eine längere Lebensdauer im Vergleich mit anderen Lichtquellen.

Wir wissen inzwischen, dass LEDs bei gleicher Lichtstärke gegenüber dem warmen Gelb der alten Glühlampen abends einen doppelt so negativen Effekt auf die Melatoninproduktion haben. Natürlich starrt niemand von uns stundenlang in LED-Lampen hinein, doch wir sind ständig davon umgeben, da sie in Laptops, Smartphones und Tablets verbaut sind. Und damit in Geräten, die von vielen Menschen noch kurz vor dem Schlafengehen, und das teilweise stundenlang, aus sehr geringer Entfernung genutzt werden. Diese Nutzung wirkt sich auch enorm auf die Einschlaffähigkeit aus, und das bereits in der frühen Kindheit und Jugend. Liegen also Ihre Kinder oder Enkelkinder nachts noch mit dem Handy lange im Bett, hat das massiven Einfluss auf den Schlaf. So konnte auch eine Studie mit Studentinnen aus dem Jahr 2016 zeigen, dass das Lesen von E-Books auf einem iPad die subjektive Schläfrigkeit in Vergleich zum Lesen eines klassisch gedruckten Buches deutlich reduzierte.

Nicht nur digitale Technologien haben dazu geführt, dass die Schlafqualität bei vielen Menschen schlechter geworden ist, weitere Anforderungen der modernen Arbeitswelt haben ebenfalls Einfluss.

Eine weitere Studie mit über 700 Jugendlichen konnte zeigen, dass auch verschiedene Nutzungsarten über Smartphone oder Tablet den Schlaf negativ beeinflussen konnten. So war beispielsweise eine Nutzung von YouTube mit negativen Schlafergebnissen verbunden. Auch durch die Nutzung von Spielen stieg die Wahrscheinlichkeit für unzureichenden Schlaf. Die ständige Verfügbarkeit von Informationen und Unterhaltung bzw. die daraus resultierende Reizüberflutung kann also dazu führen, dass die Schlafqualität enorm leidet. Zwar hat die Industrie schon vor Jahren den bekannten Nachtmodus in Tablets und Smartphones eingeführt, um den Blaulichtanteil zu minimieren, dies verringert jedoch nicht die Informationsflut, die uns in jedem Fall am Einschlafen hindern kann.

Faktor flexible Arbeitswelt: Ständige Erreichbarkeit

Dadurch, dass wir in der heutigen Arbeitswelt im Vergleich zu früher, als die Menschen nur bei Tageslicht arbeiten konnten, rund um die Uhr für die erforderlichen Lichtverhältnisse sorgen können, hat sich auch im Berufsleben vieles verändert. Hohe Flexibilität, verbunden mit einer ständigen Erreichbarkeit – auch am Wochenende und in den späten Abendstunden – wird heute oft erwartet und als selbstverständlich vorausgesetzt. Viele Menschen haben auch längere Arbeitszeiten, pendeln über weite Strecken zu ihrem Arbeitsplatz oder nehmen Arbeit mit nach Hause.

Viele Faktoren und geänderte Anforderungen im Job führen zu einer oft erhöhten Stressbelastung und damit zu Schlafmangel.

All diese Faktoren und geänderten Anforderungen im Job führen zu einer oft erhöhten Stressbelastung und damit zu Schlafmangel. Vor allem Schichtarbeit, die in vielen Branchen üblich ist, kann den natürlichen Schlaf-wach-Rhythmus stören und zu unterschiedlichen Schlafstörungen führen. Nach Angaben des Statistischen Bundesamtes arbeiteten im Jahr 2022 insgesamt 15 Prozent der Beschäftigten in Schichtarbeit. Echte Nachtarbeit leisteten 4,6 Prozent der Erwerbstätigen, wobei Männer (5,9 Prozent) gegenüber Frauen (drei Prozent) fast doppelt so häufig in Schichten arbeiteten. Aspekte, die auch in der ganzheitlichen Schlafmedizin und Therapie berücksichtigt werden sollten.

Faktor Psyche, Stress und soziale Aktivitäten

Doch nicht nur der Arbeitsalltag, unsere modernen Lebensbedingungen generell führen häufig zu einem erhöhten Stressniveau. Zu dem für viele beruflichen Druck oder zu finanziellen Sorgen kommen oft die familiären und sozialen Verpflichtungen. Zudem können weitere psychische und körperliche Belastungen zu Schlaflosigkeit führen und eventuell bestehende Schlafstörungen verschärfen.

Vor allem in städtischen Gebieten stressen Lärm und Lichtverschmutzungen den Schlaf. Hinzu kommt ein oft voller Kalender der Freizeitaktivitäten. Gesellschaftliche Treffen und Ereignisse, abendliche Veranstaltungen oder Onlineevents in den sozialen Medien führen oft dazu, dass viele später ins Bett gehen als geplant und dadurch auch weniger bzw. schlechter schlafen. Viele Betroffene wollen sich mit den sozialen Aktivitäten, mit Information und Unterhaltung am Abend, eigentlich etwas Gutes tun. Sie wollen herunterfahren und abschalten. Doch leider erreichen sie oft genau das Gegenteil, da hieraus resultierende Schlafstörungen zusätzlich stressen – und der Teufelskreis beginnt von vorn.

Faktor Lebensstil: Unausgewogene Ernährung und Bewegungsmangel

Auch eine unausgewogene Ernährung, Nahrungsmittelunverträglichkeiten und daraus resultierende Verdauungsbeschwerden können sich negativ auf den Schlaf auswirken. Viele Schlafmediziner empfehlen, mindestens zwei bis drei Stunden vor dem Zubettgehen keine größeren Mahlzeiten mehr zu sich zu nehmen. Allgemein bekannt ist, dass vor allem schwere und sehr fettige Mahlzeiten kurz vor dem Schlafen die Verdauung beeinträchtigen und mitunter zu Sodbrennen oder massivem Unwohlsein führen können. Es gibt andererseits aber auch bestimmte Nährstoffe, die den Schlaf verbessern können. Ein Beispiel hierfür ist die Aminosäure Tryptophan, eine Vorstufe des Hormons Serotonin, das wiederum unsere Stimmung und den Schlaf-wach-Rhythmus unterstützt.

> Mindestens zwei bis drei Stunden vor dem Zubettgehen sollten Sie keine größeren Mahlzeiten mehr zu sich zu nehmen.

Nennenswerte Mengen an Tryptophan stecken beispielsweise in Geflügel, Milchprodukten, Nüssen und Samen. Einschränkend möchten wir anmerken, dass solche Nährstoffe allein natürlich nicht ausreichen, um schwere Schlafstörungen zu behandeln. Sie können jedoch vorsorglich zu einer guten Schlafhygiene beitragen. Mehr Tipps, wie eine gute Ernährung Ihren Schlaf unterstützen kann, finden Sie wieder in unserer Schlafformel nach Heiser & Sommer im dritten Teil dieses Ratgebers (siehe Seite 148).

> Bestimmte Nährstoffe können den Schlaf verbessern.

Gleiches gilt für regelmäßige körperliche Aktivität, die ebenfalls für einen guten Schlaf wichtig ist. Auch wir haben mit unseren Patientinnen und Patienten die Erfahrung gemacht, dass diejenigen, die wenig Sport treiben, häufig über eine schlechtere Schlafqualität berichten als die körperlich Aktiven. Bewegungsmangel führt nämlich dazu, dass der Körper weniger erschöpft ist. Deswegen schlafen Sie in diesem Fall auch weniger tief.

Hält ein Bewegungsmangel dauerhaft an, kann dies zu einer Verschiebung des Schlafbedürfnisses führen. Es resultieren daraus zunehmende Schwierigkeiten beim Einschlafen, aber auch beim morgendlichen Aufwachen. Andererseits leuchtet es ein, dass Bewegungsmangel mit einer Vielzahl weiterer Gesundheitsprobleme einhergehen kann, z. B. mit Übergewicht, Herzkreislauferkrankungen und Stoffwechselstörungen. Deshalb sollten Sie regelmäßige körperliche Aktivität in Ihren Tagesablauf integrieren. Dabei geht es nicht darum, die Zugspitze zu besteigen oder einen Marathon zu laufen. Schon einfache Aktivitäten zahlen sich aus, mehr Informationen hierzu erhalten Sie in unserer Schlafformel.

Die Erkrankungen des Schlafs: Eine kurze Übersicht

Das Spektrum der Schlafstörungen reicht von leichten Ein- und Durchschlafstörungen bis hin zu regelrechten Schlafattacken am helllichten Tag. Zu nennen sind auch das Gefühl einer kompletten Lähmung des gesamten Körpers oder das tatsächliche Ausleben von Träumen. Sicherlich ist nicht jede Schlafstörung sofort und unmittelbar medizinisch behandlungsbedürftig, aber man geht davon aus, dass etwa zehn Prozent aller Erwerbstätigen unter schweren Schlafstörungen leiden, die wahrscheinlich behandlungsbedürftig sind. Grundsätzlich sollten Sie ärztliche Beratung immer dann aufsuchen, wenn Schlafprobleme für einen längeren Zeitraum nicht wieder verschwinden. Ist am Tag die Leistungsfähigkeit und insgesamt Ihre Lebensqualität durch schlechten Schlaf beeinträchtigt, sollte unbedingt eine Schlafmedizinerin oder ein Schlafmediziner aufgesucht werden.

Wenn Sie den Verdacht haben, an einer Schlafstörung zu leiden, sollten Sie sich an Experten für Schlafmedizin wenden.

Im Folgenden geben wir Ihnen nun einen kurzen Überblick über verschiedene Schlafstörungen, die teils recht verbreitet sind, ohne jedoch Anspruch auf Vollständigkeit zu erheben.

Ein- und Durchschlafstörungen (Insomnie)

Insomnie – die Schlaflosigkeit – ist die häufigste Schlafstörung in unserer Gesellschaft. Schätzungen gehen davon aus, dass etwa 30 Prozent der Bevölkerung irgendwann im Leben an einer episodischen oder chronischen Insomnie leiden werden. Die episodische, vorübergehende Insomnie tritt phasenweise auf und dauert in der Regel einige Wochen, während chronische Insomnie ein dauerhaftes Problem darstellt. Bei einer Insomnie ist allerdings wichtig zu verstehen, dass man nicht an Schlafmangel leidet. Letzterer liegt aus medizinischer Sicht vor, wenn jemand zwar die Fähigkeit hat, ausreichend zu schlafen, aber nicht genügend Gelegenheit dazu bekommt. Bei Insomnie ist genau das Gegenteil der Fall: Die Betreffenden sind *nicht* in der Lage, zu schlafen, obwohl sie sich ausreichend Zeit nehmen.

Das Problem besteht darin, aufgrund von Ein- und Durchschlafstörungen nicht genügend Schlaf zu bekommen. Natürlich ist die Frage berechtigt, warum man über viele Lebensjahrzehnte sehr gut schläft und keine Schlafprobleme hat, aber dann auf einmal Ein- und Durchschlafstörungen die Nacht zum Tag machen. Schauen Sie hierzu noch einmal in den Abschnitt über viele Schlafstörungen auslösende Faktoren, die oft unseren modernen Lebensstil betreffen (siehe Seite 81). Weitere Aspekte sind die Schlafunterschiede beispielsweise der Geschlechter, der Genetik oder auch der sich mit zunehmendem Alter verändernden Schlafarchitektur, die wir im ersten Kapitel besprochen haben.

Einer der Hauptauslöser für Insomnie ist das Thema Stress, sei es durch berufliche, finanzielle oder persönliche Belastungen. Bei andauerndem Stress ist der Sympathikus dauerhaft aktiviert – das ist der aktivierende Anteil unseres unwillkürlichen Nervensystems, der etwa auch in Notfallsituationen für Leistungssteigerung sorgt, z. B. mit steigender Herz- und Atemfrequenz, steigendem Blutdruck und einer gut durchbluteten, angespannten Muskulatur. Wissenschaftlich belegt ist, dass die Aktivierung des sympa-

> Einer der Hauptauslöser für Insomnie ist das Thema Stress.

thischen Nervensystems aber auch zu einer Erhöhung der Körpertemperatur führt, was wiederum für den natürlichen Schlaf nicht förderlich ist.

Auch Angststörungen oder Depressionen können zu nächtlichen Gedankenströmen führen und das Einschlafen erschweren, weiterhin andere psychische Erkrankungen wie bipolare Störungen oder posttraumatische Belastungsstörungen. Schon das Schlafen zu unterschiedlichen Zeiten kann den natürlichen Schlaf-wach-Rhythmus stören und auch zu Insomnie führen. Ebenso ein unbequemes Bett, Lärm, Licht oder eine unangenehme Raumtemperatur.

Ein berühmter Insomniepatient war der Schriftsteller Charles Dickens, der seine Schlaflosigkeit häufig in Briefen und Tagebüchern beschrieb. Er berichtete von klärenden Stunden, in denen er wach lag, und von verschiedenen Gedanken und Sorgen, die ihn tagein, tagaus plagten. Die starken Schlafstörungen beeinflussten auch seinen Schreibprozess. Es heißt, er sei oft nachts aufgestanden und habe in der Stille der Nacht geschrieben, um seiner Kreativität freien Lauf zu lassen. Diese Erfahrungen spiegeln sich möglicherweise in einigen seiner literarischen Werke wider. So finden sich in seinen Erzählungen Szenen, in denen Charaktere mit Schlaflosigkeit und nächtlichen Sorgen zu kämpfen haben.

Definition und Formen von Insomnien

Insomnien werden in verschiedene Gruppen unterteilt. So gibt es z. B. eine idiopathische Insomnie ohne erkennbare Ursachen, die psychophysiologische Insomnie und die paradoxe Insomnie, bei der die Patienten angeben, schlecht oder gar nicht zu schlafen, obwohl objektive Schlafmessungen, z. B. im Schlaflabor (siehe Seite 164) einen ausreichenden Schlaf nachweisen. Schauen wir zunächst auf die Kriterien, die bei einer klassischen Insomnie erfüllt sein müssen, um die Diagnose stellen zu können:

- Beeinträchtigung oder Leistungsminderung am Tag
- Schwierigkeiten, einzuschlafen, durchzuschlafen (mit häufigen Wachperioden in der Nacht) oder frühmorgendliches Erwachen mit der Unfähigkeit, wieder einzuschlafen
- Schlafstörungen trotz angemessener Möglichkeiten und Umstände zum Einschlafen

Die genannten Kriterien müssen mindestens dreimal pro Woche vorliegen und insgesamt länger als drei Monate. Wir haben die Erfahrung gemacht, dass in vielen Fällen und viel zu oft den Betreffenden in der Praxis nicht genügend Aufmerksamkeit geschenkt wird. Häufig werden einfach Schlafmittel verschrieben, ohne die individuelle Ursache bzw. die auslösenden Faktoren der Insomnie zu bekämpfen. Tabletten einzunehmen, klingt natürlich sehr einfach, doch wird sich mit einer rein medikamentösen Therapie die Insomnie nicht langfristig bessern lassen. Dazu ein Fallbeispiel mit einem typischen Krankheitsverlauf, wie wir ihn täglich bei unseren Patientinnen und Patienten erleben.

Häufig werden einfach Schlafmittel verschrieben, ohne individuelle Ursachen und auslösende Faktoren zu identifizieren.

Fallbeispiel: Lisa (47), eine lebenslustige Frau voller Energie

Lisa genoss bislang ihr Leben in vollen Zügen. Doch das hatte sich in den letzten Monaten geändert, denn sie konnte nachts immer schlechter einschlafen. Vor allem Gedanken über ihre berufliche und persönliche Situation beschäftigten sie in der Nacht, weswegen sie einfach nicht zur Ruhe kam. Die Nächte wurden quälend lang, am Morgen fühlte sich Lisa oft erschöpft und unausgeschlafen.

Zunächst ging sie mit ihren Schlafproblemen zum Hausarzt, der sich nach Anhören ihrer Beschwerden entschloss, ihr vorübergehend ein Schlafmittel zu verschreiben. Natürlich nahm Lisa das Medikament dankbar an, denn sie war mittlerweile verzweifelt und suchte dringend nach einer Lösung für ihre Schlaflosigkeit. Anfangs wirkte das Schlafmittel sehr gut, Lisa schlief schneller ein und konnte ▶▶

Die kognitive Verhaltenstherapie (KVT) ist die erste Behandlungsoption für Insomnien bei Erwachsenen jedes Lebensalters.

auch besser durchschlafen. Am Morgen fühlte sie sich zunächst auch etwas erholter und konnte dadurch ihre täglichen Aufgaben wieder besser bewältigen. Lisa war froh, endlich etwas gefunden zu haben, um mit ihrer Schlaflosigkeit umzugehen. Doch nach einiger Zeit kehrten die Probleme zurück. Lisa war am Morgen wieder unausgeschlafen und hatte nach intensiver Recherche im Internet auch irgendwann Angst, auf Dauer auf das Schlafmittel angewiesen zu sein.

Sie recherchierte also weiter und las im Internet über die kognitive Verhaltenstherapie (KVT) – die Standardtherapie zur Behandlung von Insomnien. Nachdem sie sich näher informiert hatte, beschloss Lisa, es damit zu versuchen, um einerseits ihr Schlafverhalten langfristig zu verbessern, andererseits nicht dauerhaft ein Schlafmittel einnehmen zu müssen. Das Problem war, dass Lisa aber keinen Termin bei einem Psychotherapeuten bekam, der auf Schlafmedizin spezialisiert war. Nach weiteren intensiven Recherchen im Internet fand sie heraus, dass es seit einiger Zeit auch eine von den Krankenkassen bezahlte App als digitale Gesundheitsanwendung (DiGA) für dieses Problem gab. Sie konfrontierte ihren Hausarzt mit diesem neuen Wissen, und tatsächlich stellte er ihr ein Rezept für die App aus.

Lisa begann noch am selben Tag, die digitale Gesundheitsanwendung zu nutzen und mithilfe der App die Techniken der kognitiven Verhaltenstherapie zu erlernen und anzuwenden. Tatsächlich konnte sie nach einiger Zeit die Einnahme der Schlaftabletten reduzieren. Mit ihren neuen Fähigkeiten konnte sie nach und nach ihre Schlafqualität verbessern und bemerkte, dass sie immer weniger auf ihre Medikamente angewiesen war. Schließlich war Lisa in der Lage, ohne Schlafmittel einzuschlafen und eine erholsame Nacht zu genießen.

Im Fall von Lisa wird deutlich, dass Schlafmittel kein ultimatives Heilversprechen sind, mehr zu diesem Thema finden Sie ab Seite 105. Die Kombination aus kognitiver Verhaltenstherapie und persönlichem Engagement half unserer Patientin, ihre Schlafprobleme langfristig zu überwinden. Mithilfe der kognitiven Verhaltenstherapie (KVT) können Menschen lernen, realistischere Einstellungen zum Schlaf zu entwickeln, stressige Gedanken zu reduzieren und gesündere Schlafgewohnheiten zu etablieren. Dies kann oft zu einer deutlichen Verbesserung der Schlafqualität und damit des allgemeinen Wohlbefindens und der Lebensqualität führen. Auch hat Lisa durch ihre motivierte Arbeit mit der App generell gelernt, besser mit Stress und Sorgen umzugehen. Insgesamt bietet die KVT eine evidenzbasierte und wirksame Methode in der Behandlung von Schlafstörungen.

Übrigens: Einen Blick auf Apps und Tracker sowie diesbezüglich alle Pros und Contras gibt's wieder im dritten Teil in unserer Schlafformel nach Heiser & Sommer.

Die kognitive Verhaltenstherapie zielt darauf ab, langfristige Veränderungen im Denken und Verhalten zu fördern.

Die kognitive Verhaltenstherapie (KVT)

Ohne Pillen wieder in den Schlaf finden – als eine der wirkungsvollsten Therapien hat sich in den vergangenen Jahren die kognitive Verhaltenstherapie (KVT) herauskristallisiert. Sie ist eine der am weitesten verbreiteten und wissenschaftlich am besten erforschten Formen der Psychotherapie. Ihr Hauptziel besteht darin, Menschen zu helfen, problematische Denk- und Verhaltensmuster zu erkennen und zu verändern, um psychische Gesundheitsprobleme zu bewältigen. Grundannahme dabei ist, dass Gedanken, Gefühle und Verhaltensweisen eng miteinander verknüpft sind. Demnach können negative oder verzerrte Gedankenmuster zu emotionalen Belastungen und ungesunden Verhaltensmustern führen. Diese gilt es zu erkennen und durch realistischere bzw. hilfreichere zu ersetzen.

Insbesondere bei der Insomnie hat sich die KVT als eine sehr wirksame Methode erwiesen. Hierbei werden gezielt die zugrunde liegenden Denk- und Verhaltensmuster, die zu den Schlafproblemen geführt haben können, identifiziert und verändert. Häufig haben Menschen mit Schlafstörungen z. B. pessimistische Gedanken ▶▶

über ihre Fähigkeit, einzuschlafen oder eine erholsame Nacht zu verbringen. Diese Gedanken können zu einem Teufelskreis führen, bei dem die Sorge um den Schlaf selbst das Schlafen immer weiter beeinträchtigt. In der kognitiven Verhaltenstherapie kann mit begleitenden Therapeutinnen und Therapeuten daran gearbeitet werden, diese Gedanken zu identifizieren und auf ihre Richtigkeit hin zu überprüfen.

Beispiel: Der Gedanke „Ich werde morgen nicht leistungsfähig sein, wenn ich heute Nacht nicht gut schlafe" wird hinterfragt, indem man nach konkreten Beispielen sucht, in denen man trotz schlechten Schlafs dennoch gut funktioniert hat.

Weiterhin geht es in der KVT um die Förderung gesunder Schlafgewohnheiten, die Schlafhygiene. Diese umfassen Aspekte einer entspannenden Schlafumgebung, die Vermeidung z. B. von übermäßigem Koffeinkonsum und die Etablierung eines regelmäßigen Schlaf-wach-Rhythmus. Ein weiterer wichtiger Bestandteil sind Entspannungstechniken. Progressive Muskelrelaxation, Atemübungen und Achtsamkeitsmeditation können beispielsweise helfen, körperliche und seelische Anspannungen abzubauen.

Ein weiterer Ansatz ist die Schlafrestriktion (siehe Seite 157). Bei dieser Technik wird die Zeit, die man im Bett verbringt, auf die tatsächliche Schlafzeit beschränkt. Dadurch soll der Körper dazu gebracht werden, sich auf das Schlafen zu konzentrieren, wenn man im Bett liegt, und nicht auf andere Aktivitäten.

Narkolepsie: Immer müde – nie ausgeschlafen

Narkolepsie ist die im Volksmund als Schlafkrankheit bekannte Erkrankung des Schlafs. Ursache ist wahrscheinlich eine fehlgeleitete Immunreaktion gegen bestimmte Zellen des Gehirns, weshalb die Narkolepsie heute zu den Autoimmunerkrankungen gezählt wird. Nach Schätzungen der Deutschen Gesellschaft für Schlafforschung und Schlafmedizin e. V. (DGSM) leiden in

Deutschland etwa 40.000 Menschen daran, wovon aber wahrscheinlich nur etwa 4.000 diagnostiziert sind.

Bei den meisten Betroffenen treten die ersten Symptome zwischen dem zehnten und 20. Lebensjahr auf. Man geht davon aus, dass die Narkolepsie mit hoher Wahrscheinlichkeit aber nicht erblich ist. Betroffene leiden in der Regel an mindestens einem der folgenden vier Hauptsymptome, die individuell sehr unterschiedlich sein können:

- Exzessive Tagesschläfrigkeit
- Kataplexien (plötzliche, vorübergehende Muskelschwäche)
- Schlafparalysen (Schlaflähmungen)
- Hypnagoge Halluzinationen (visuelle Sinnestäuschungen)

Die meisten Betroffenen (95 Prozent) leiden an exzessiver Tagesschläfrigkeit – eine überwältigende Schläfrigkeit, die tagsüber auftritt und dazu führen kann, dass die Patienten unerwartet und unkontrolliert einschlafen, auch in Situationen, in denen Schlaf unangebracht oder gefährlich ist. Diese Schlafattacken können dann von wenigen Sekunden bis zu einigen Minuten andauern, aber auch in inaktiven Momenten auftreten, z. B. beim Fernsehen, Lesen oder während eines Gesprächs.

Eine Narkolepsie kann mit einem gestörten Nachtschlaf einhergehen, was dann zu Unruhe und häufigem Aufwachen führt.

Die Tagesschläfrigkeit kann im weiteren Verlauf die kognitiven Funktionen (z. B. Aufmerksamkeit, Konzentration) beeinträchtigen, was sich natürlich negativ auf die Alltagsbewältigung auswirkt. So kann es mitunter schwerfallen, an Orten oder in Situationen wach zu bleiben, in denen Schlaf überhaupt nicht angebracht ist, im schlimmsten Fall beim Autofahren. Das Fatale: Auch nach einer Nacht mit ausreichendem Schlaf können Narkolepsiepatienten dennoch unter starker Tagesschläfrigkeit leiden.

Kataplexien sind ebenfalls sehr häufig (90 Prozent). Darunter versteht man den plötzlichen und vorübergehenden Tonusverlust der Haltemuskulatur ohne Bewusstseinsstörung. Beispiel: Ein Mensch mit Narkolepsie lacht gerne mit seinen Freunden. Aber jedes Mal, wenn er das tut, gibt er in den Knien nach und muss sich hinsetzen, um nicht zu fallen. Dieser Zustand dauert in der Regel einige Sekunden und endet dann abrupt, wobei die Häufigkeit sehr variiert und von den auslösenden Faktoren abhängt.

Schlaflähmungen treten bei nur etwa 40 bis 50 Prozent auf. Im ersten Kapitel haben Sie dieses Phänomen bereits kennengelernt, das zunächst einen natürlichen Vorgang darstellt, um z. B. im Traumschlaf zu verhindern, dass unsere Trauminhalte in reale Muskelbewegungen umgesetzt werden. Kommt es jedoch zu einer Störung der Schlaf-wach-Regulation, verschwimmen die Grenzen zwischen Schlaf und Wachsein. Deswegen kann die eigentlich an eine Schlafphase gebundene Schlaflähmung bei Narkolepsie auch beim Übergang vom Wachsein zum Schlafen oder vom Schlafen zum Wachsein vorübergehend, für meist nur wenige Minuten, auftreten und endet dann spontan.

Das vierte Symptom der Narkolepsie, die hypnagogen Halluzinationen, sind in den meisten Fällen visuelle Sinnestäuschungen, können aber in seltenen Fällen auch auditiv oder taktil sein – also das Gehör oder Gefühl betreffen. Etwa 20 bis 40 Prozent der Narkolepsie-Patienten erleben diese Symptome. Viele beschreiben die Halluzinationen als komplex und äußerst realistisch. Nach Beendigung der Halluzinationen gelingt es den Betroffenen jedoch, das Erlebte als nicht real einzuordnen. Auch hier gilt: Die Halluzinationen müssen nicht an den Nachtschlaf gebunden sein.

Zunächst nicht zu wissen, was mit einem los ist, ist für viele Patientinnen und Patienten sehr belastend, wie auch im Fall von Christian. Eine wahre Patientengeschichte, die zeigt, wie Narkolepsie das Leben beeinflussen kann, aber auch, wie sie sich durch die richtige Behandlung meistern lässt.

Fallbeispiel: Christian (19), energisch und doch erschöpft

Relativ früh in seiner Ausbildung arbeitete Christian in einem aufstrebenden Start-up-Unternehmen und genoss es, in seiner Freizeit mit Freunden auszugehen. Doch in den letzten Monaten bemerkte er Veränderungen in seinem Schlafverhalten, die ihn verwirrten und beunruhigten. Zuerst dachte Christian, er sei einfach gestresst von den anspruchsvollen Projekten am Arbeitsplatz. Aber dann begann er, auch tagsüber unkontrollierbar schläfrig zu werden – egal, wie sehr er sich bemühte, wach zu bleiben. Er fühlte eine überwältigende Müdigkeit, die ihn manchmal zwang, sich kurz hinzulegen, wo immer er auch war. Einmal schlief er sogar im Auto auf dem Parkplatz seiner Firma ein, während er auf eine Besprechung wartete. Christian bemerkte auch, dass seine Muskeln manchmal unerwartet erschlafften, besonders wenn er lachte oder von einem starken Gefühl überwältigt wurde. Einmal war ihm in einem solchen Moment sogar die Zeitschrift aus der Hand gefallen.

Christian war zunehmend erschöpft, weil seine Situation sich verschlechterte und tagsüber kurze Schlafattacken hinzukamen. Mitten am Tag schlief er plötzlich ein. Einmal sogar während einer wichtigen Präsentation, was zu einem peinlichen Moment führte. Ein anderes Mal, als er mit seinem besten Freund in einer Bar saß. Schließlich suchte Christian besorgt einen Arzt auf. Nachdem dieser sich seine Symptome genau angehört hatte, überwies er ihn an einen Schlafmediziner, der weitere Untersuchungen durchführte. In einem Schlaflabor musste Christian einige Messungen über sich ergehen lassen, bis die Diagnose Narkolepsie feststand.

Christian war einerseits erleichtert, dass seine Symptome geklärt waren, auf der anderen Seite machte er sich Sorgen, wie sich die Krankheit auf sein Leben auswirken würde. Der Schlafmediziner erklärte ihm, was eine Narkolepsie ist, und besprach mit ihm auch die verschiedenen Behandlungsmöglichkeiten. Mit einer Kombination aus Medikamenten und Änderungen seines Lebensstils bekam Christian seine Symptome nach und nach in den Griff. Er lernte, besser mit seinen Schlafstörungen umzugehen, indem er ▶▶

z. B. kurze Ruhepausen einlegte, wenn er sie brauchte. Auch hat er nach Rücksprache mit seinem Arbeitgeber eine Umschulung absolviert, seine Arbeitszeiten ändern können und mithilfe verschiedener Entspannungstechniken geübt, besser mit der Müdigkeit fertigzuwerden. Er kommunizierte seine Krankheit auch offen mit Kollegen, Freunden und erhielt Unterstützung aus seinen sozialen Netzwerken.

Nicht nur der schlechte Schlaf als solches ist das Problem, sondern auch seine mitunter massiven Auswirkungen auf den Tag und die Leistungsfähigkeit.

Bei einer Narkolepsie besteht wie im Fall von Christian das Hauptziel darin, die Symptome zu kontrollieren, die Schlafqualität zu verbessern und die Lebensqualität zu erhöhen. Aus diesem Grund gibt es keine allgemeingültige Behandlung, diese kann nach den individuellen Bedürfnissen und Symptomen variieren. Eine wichtige Säule sind konservative Maßnahmen, z. B. Lebensstiländerungen, kognitive Verhaltensänderungen, regelmäßige Schlafroutine, gezieltes Kurzschlafen und förderliche Schlafgewohnheiten im Sinne einer individuellen Schlafhygiene. Medikamente und Wirkstoffe gegen exzessive Tagesschläfrigkeit und zur Kontrolle von Kataplexien können die zweite Säule bilden, z. B. Modafinil, Armodafinil, Solriamfetol, Pitolisant und Methylphenidat.

Wenn das Schnarchen Bäume fällt und der Atem stockt

Kommen wir zu einem anderen Thema, das Sie vielleicht auch selbst oder aus Ihrem Umfeld kennen: Der Bettpartner schnarcht und die Nacht ist die Hölle. Für den Schnarcher oder die Schnarcherin, weil er oder sie wahrscheinlich von ständigen Rippenstößen mit vielen blauen Flecken aufgewacht ist. Und für den anderen, weil das nervtötende Geräusch des Schnarchenden erfolgreich den erholsamen Schlaf verhindert hat. Wichtig vorab: Viele Menschen wissen nicht, dass sie nachts schnarchen. Viele von ihnen können sich daher auch nicht erklären, weshalb sie morgens oft unausgeschlafen sind.

Um die Entstehung des Schnarchens ranken sich viele Geschichten. So soll der Mensch mit dem Schnarchen begonnen haben, um mögliche Fressfeinde wie Bären oder Wölfe fernzuhalten. Andere Theorien besagen, das Schnarchen wurde eher dem starken Mann einer Gruppe zugeschrieben, der damit seinen Feinden signalisierte, dass er sich wehren und die Gruppe verteidigen kann. Was wir heute wissen: Schnarchen ist nicht immer harmlos. Vor allem in Verbindung mit Atemaussetzern (Schlafapnoe) steigen Antriebslosigkeit und Energieverlust am Tag. Auch depressive Verstimmungen und Herz-Kreislauf-Probleme sind möglich. Vermeintlich harmloses Schnarchen kann also behandlungsbedürftig sein und sollte ärztlich abgeklärt werden.

Um die Entstehung des Schnarchens ranken sich viele Mythen und Geschichten.

Aber wie entsteht das Schnarchen? Anders als häufig angenommen, ist die Nase in den seltensten Fällen das Problem. Schnarchgeräusche entstehen hauptsächlich beim Einatmen, und dabei muss die Luft im Rachenraum Engstellen überwinden, die den Luftstrom behindern: das Gaumensegel, das Zäpfchen, Zungengrund oder -deckel. Die Verengungen können zu Vibrationen bzw. Schwingungen im Rachen führen, die wiederum die Schnarchgeräusche verursachen und sehr laut sein können. Okay, laut ist relativ. Ein Beispiel: Einige von uns werden bereits durch sehr leise Geräusche im Schlaf gestört, sodass schon 20 bis 40 dB ausreichen, was dem Ticken einer Uhr entspricht. Schnarchgeräusche können 80 bis 100 dB(!) erreichen. Zum Vergleich: Der Betrieb eines Rasenmähers entspricht 80 dB, der einer Motorsäge 100 dB. Damit ist verständlich, dass sich der eine oder die andere durch das Schnarchen seiner Bettpartnerin oder seines Bettpartners gestört fühlt, wenn nachts buchstäblich Wälder gefällt werden.

Ähnlich der Insomnie kann das Schnarchproblem mit zunehmendem Alter wahrscheinlicher werden, da das Gewebe im Rachenraum einfach schlaffer wird – die beschriebenen Vibrationen haben dann leichtes Spiel. Jeder zweite Mann über 40 und etwa jede zweite Frau über 50 schnarcht. Unter den zusätzlichen Atem-

Jeder zweite Mann über 40 und etwa jede zweite Frau über 50 schnarcht.

aussetzern leiden überwiegend Männer. Belegt ist inzwischen auch, dass bei Übergewicht das Risiko für Schnarchen und Atemaussetzer steigt. Weiß der Körper unter einem Überangebot an Essen und Trinken, bei gleichzeitigem Rückgang der körperlichen Aktivität, nicht mehr wohin mit den Fettdepots, landen diese durchaus im Rachenraum und provozieren ihrerseits Verengungen. Doch auch eine allabendliche Einnahme von Schlafmitteln sowie Alkohol- und Nikotinkonsum können zu nächtlichem Schnarchen führen, weil sich unter einem Rauschzustand die Rachenmuskulatur zu stark entspannt. Fällt dann die Zunge durch die Schwerkraft in Rückenlage auch noch etwas nach hinten, wird wieder der Rachen verengt.

Wir werden oft von unseren Patientinnen und Patienten gefragt, ob getrennte Schlafzimmer eine Lösung sein könnten. Wir kennen z. B. Schnarchende, die uns erzählt haben, dass sich ihre Ehefrauen nur wegen des Schnarchens getrennt haben. Ob das der alleinige Grund war, ist zwar sicherlich mit einem Fragezeichen zu versehen, aber aus rein wissenschaftlicher Sicht ist es in der Tat oft besser, allein zu schlafen als zu zweit. Interessant sind hierzu die Daten, die ein amerikanischer Matratzenhersteller erhob, der über 1.000 Personen zwischen 18 und 73 Jahren zu ihren Schlafgewohnheiten befragte. Dabei gaben 75 Prozent an, dass sich ein gemeinsames Bett negativ auf ihren Schlaf auswirkte. Über 60 Prozent gaben an, dass getrennte Schlafzimmer sogar gut für die Beziehung waren. Letztlich ist die Entscheidung über ein gemeinsames Bett oder getrennte Schlafzimmer eine sehr persönliche und intime Frage, bei der auch weitere Faktoren zu berücksichtigen sind (z. B. Arbeitszeiten im Schichtdienst).

Obstruktive Schlafapnoe (OSA)

Schnarchen kann dann gefährlich werden, wenn es mit Atemaussetzern verbunden ist. Eine Abklärung können Sie in einer auf Schlafmedizin spezialisierten Praxis durchführen lassen. Oft genügen selbst durchgeführte Messungen, dafür bekommen Sie mitunter ein entsprechendes Messgerät mit nach Hause. Schlafanalysegeräte zeichnen während des Schlafs verschiedene Parameter auf, aus denen Ihre Ärztin oder Ihr Arzt wichtige Rückschlüsse ziehen kann: z. B. Puls und Sauerstoffsättigung, nasaler Atemfluss oder Schnarchphasen. Seit einiger Zeit gibt es auch Apps (siehe Seite 162), die beim Schnarchen unterscheiden können, ob Atemaussetzer vorliegen oder nicht.

Bei der obstruktiven Schlafapnoe (OSA) berichten viele Betroffene von einem unheilvollen Schlaf. Um die Sauerstoffversorgung zu sichern, ist ihr Körper in der Nacht so sehr mit der Atmung beschäftigt, dass die Stresshormone deutlich erhöht sind. Tagsüber sind OSA-Patienten weniger leistungsfähig, müde oder schläfrig. Gereiztheit und Konzentrationsschwierigkeiten, gepaart mit Leistungsabfall und teils auch Erektionsstörungen oder Libidoverlust, führen dann in vielen Fällen in die Arztpraxis.

Wichtig: Lassen Sie einen Verdacht auf Schlafapnoe immer abklären. Wir betonen dies bewusst noch einmal, denn eine Schlafapnoe kann weitere gravierende gesundheitliche Folgen haben, etwa für das Herz-Kreislauf-System (z. B. koronare Herzkrankheit (KHK), Herzschwäche, Herzinfarkt oder Vorhofflimmern). Bei über 80 Prozent der unbehandelten Patienten ist der Blutdruck auch tagsüber erhöht, ein Diabetes kann dadurch verstärkt werden und so weiter. Statistisch gesehen erhöht sich bei unbehandelter Schlafapnoe auch die Sterblichkeit innerhalb von nur zehn Jahren um 20 bis 40 Prozent.

Es liegt auf der Hand, dass eine Therapie von Atemaussetzern unerlässlich ist – für den Schlaf, aber auch zur Vorsorge von Folgeerkrankungen.

Sie werden es an dieser Stelle fast schon selbst erahnen, was in Zusammenhang mit einem ganzheitlichen Therapiekonzept wichtig ist. Richtig: An erster Stelle steht wieder die Veränderung des Lebensstils. Hierzu werden Sie später noch im dritten Teil dieses Buches viele Tipps in unserer Schlafformel nach Heiser & Sommer finden, die generell Ihren Schlaf unterstützen und Erkrankungen vorbeugen helfen. In leichteren Fällen von Schlafapnoe gehört z. B. eine Gewichtskontrolle dazu, das Vermeiden von Alkohol und chemischen Schlafmitteln vor dem Schlafengehen sowie regelmäßige körperliche Aktivitäten.

Atemwegsdrucktherapie (CPAP)

Bei vermehrtem Atemaussetzen und einer mittel- bis schwergradigen Schlafapnoe wird in den meisten Fällen Ihre Schlafmedizinerin oder Ihr Schlafmediziner eine positive Atemwegsdrucktherapie (CPAP) einleiten. Mithilfe eines Geräts neben Ihrem Bett wird dabei über eine Maske ein konstanter Luftstrom in den Rachen geleitet, um die Atemwege offen zu halten.

Unterkiefer-Protrusionsschiene

Die Wahl der geeigneten Therapie bei Schlafapnoe und Schnarchen kann nur durch ein individuelles Gespräch und sorgfältige Diagnostik erfolgen.

Erfahrungsgemäß suchen viele Patientinnen und Patienten auch nach alternativen Therapien, die sehr effektiv sein können. Wir berücksichtigen in unserem Institut immer die individuellen Schlafgewohnheiten, um eine passende Therapie im Einzelfall anzubieten. Beispiel für eine mögliche Alternative ist die Fertigung einer Unterkiefer-Protrusionsschiene durch einen schlafmedizinisch versierten Zahnarzt. Die Schiene verlagert den Unterkiefer leicht nach vorne, wodurch wiederum der hintere Rachenraum erweitert wird, was ein Zusammenfallen der Atemwege im Schlaf verhindert.

Schlafpositionstrainer

Auch die Verhinderung der Rückenlage mithilfe von passiven (z. B. spezielle Westen mit einem Schaumstoffkeil) oder aktiven Systemen (z. B. Schlafpositionstrainer) sind gute Therapieoptionen. Ein Schlafpositionstrainer ist beispielsweise ein kleines Gerät, das vibriert oder einen leichten Alarm auslöst, wenn sich der Träger auf den Rücken dreht. Dies soll Benutzende dazu veranlassen, in der Seitenlage zu schlafen, um so das Schnarchen oder die Atemstillstände bei Schlafapnoe zu verringern, die in der Rückenlage häufiger auftreten.

Zungenschrittmacher

Sollten solche konservativen Therapien und Lebensstilmaßnahmen nicht den gewünschten Erfolg bringen, können mithilfe chirurgischer Eingriffe bestimmte Strukturen des Hals-Rachen-Bereichs erweitert und gestrafft werden. In diesem Zusammenhang hat in den letzten Jahren der sogenannte Zungenschrittmacher an Bedeutung gewonnen – ein System der Neurostimulation, das durch kleinste elektrische Impulse die oberen Atemwege in der Nacht stimuliert, um diese offen zu halten.

Kribbeln in den Beinen – wenn in der Nacht alles zuckt

Ein weiteres Phänomen sind unruhige Beine, unter denen vermutlich vier bis acht Millionen Deutsche leiden. In vielen Fällen handelt es sich um das Restless-Legs-Syndrom, das sich durch einen unkontrollierbaren Bewegungsdrang und Missempfindungen in den Beinen äußert. Die Betroffenen berichten, dass die Beschwerden vor allem in Ruhe und besonders abends auftreten, sich bei Bewegung aber wieder bessern. Das Restless-Legs-Syndrom kann zu massiven Schlafstörungen führen.

Auch viele unserer Patientinnen und Patienten berichten über ein sehr unangenehmes Ziehen, Kribbeln, Spannen, Wärmegefühl bis hin zu starken Schmerzen in den Gliedmaßen bzw. vor allem in den Beinen. Die Ursachen hierfür sind bis heute nicht vollständig geklärt. Man geht aber davon aus, dass eine Kombination aus genetischen Faktoren und möglicherweise Veränderungen im Gehirn eine Rolle spielt. Hier steht vor allem ein Mangel an Dopamin im Vordergrund, das Antriebshormon, das Sie im ersten Kapitel ausführlich kennengelernt haben. Sie erinnern sich: Dopamin ist ein Botenstoff, der an der Regulation des Wohlbefindens entscheidend beteiligt ist.

> Das Restless-Legs-Syndrom kann Menschen jeden Alters betreffen, tritt aber häufiger bei älteren Erwachsenen auf.

Die Diagnose des Restless-Legs-Syndroms, von dem Frauen häufiger als Männer betroffen sind – wahrscheinlich aufgrund von Veränderungen vor allem während der Schwangerschaft –, wird in der Regel anhand der klinischen Symptome gestellt, die erfahrene Experten beurteilen können. In einigen Fällen werden zusätzliche Untersuchungen notwendig sein, um andere Ursachen auszuschließen. Unterm Stricht stehen bei der Behandlung die Linderung der Beschwerden und eine Verbesserung der Lebensqualität im Vordergrund. Hier schließt sich wieder der Kreis zu dem, was Sie bis hierhin schon mehrfach gelernt haben: Auch beim Restless-Legs-Syndrom kann die Basistherapie eine Änderung des Lebensstils mit regelmäßiger körperlicher Aktivität, der Vermeidung von Alkohol und Koffein am Abend sowie einer Verbesserung der Schlafhygiene umfassen.

In schwereren Fällen, in denen die Basisbehandlung nicht ausreicht, können spezielle Medikamente verschrieben werden, die den Dopaminspiegel erhöhen oder die Symptome auf andere Weise kontrollieren sollen. Und wieder lautet unsere Empfehlung: Wenn Sie glauben, an einem Restless-Legs-Syndrom zu leiden, ist es ratsam, eine Schlafmedizinerin oder einen Schlafmediziner aufzusuchen. Auch Fachleute auf dem medizinischen Gebiet der Neurologie können die richtige Diagnose stellen und eine geeignete Behandlung empfehlen. Mehr zu bewährten Routinen, zu Schlafhygiene und Co. gibt's wieder im dritten Teil unseres Ratgebers und in unserer Schlafformel nach Heiser & Sommer.

Das Phänomen des Schlafwandelns und Sprechens im Schlaf

Und noch ein Phänomen: Schlafwandeln ist verbreiteter, als man denkt. Lange Zeit galt es als Symptom einer schweren psychischen Störung. Inzwischen hat die Wissenschaft herausgefunden, dass die Neigung wahrscheinlich in den Genen liegt. Nicht nur Kinder, auch Erwachsene können davon betroffen sein. In Europa sind es je nach Studie etwa zwei Prozent der Erwachsenen, die mindestens schon einmal im Tiefschlaf durch ihre Wohnung geirrt sind. In der Kindheit wird es viel häufiger berichtet, sodass insgesamt 29 Prozent aller Menschen schon einmal in ihrem Leben als Schlafwandler unterwegs gewesen sein sollen – in der Fachsprache Somnambulismus genannt. Bei Kindern geht man davon aus, dass sie schlafwandeln, weil sich ihr Gehirn noch in der Entwicklung befindet.

Schlafwandeln – ein Phänomen zwischen Tiefschlaf und Wachzustand.

Schlafwandeln tritt meist in den ersten Stunden des Schlafs auf, wenn sich der Körper noch hauptsächlich im Tiefschlaf befindet und das Gehirn im Dämpfungszustand, der komplexe Aktivitäten möglich macht, ohne dass sich Betroffene dessen bewusst sind. Die genauen Ursachen sind noch nicht vollständig geklärt, aber auch hier geht man davon aus, dass genetische Faktoren und der Lebensstil mit unregelmäßigen Schlafgewohnheiten, Schlafmangel sowie Stress eine Rolle spielen. Auch Fieber und bestimmte Medikamente (z. B. Schlaftabletten, Antidepressiva) können zum Schlafwandeln beitragen.

Ein Schlafwandler kann die unterschiedlichsten Dinge tun – von einfachen Tätigkeiten, wie im Zimmer herumlaufen, bis hin zu komplexeren Handlungen (z. B. sich anziehen oder Essen zubereiten). Letztlich müssen Sie sich Schlafwandeln als ein unvollständiges Erwachen vorstellen. Die meisten Betroffenen verhalten sich auch so, als ob sie wach wären. Typischerweise beginnen sie, sich scheinbar normal im Bett aufzusetzen. Es können sogar sinnvolle Sätze gesprochen werden. Viele gehen auch an den Kühlschrank. Wichtig ist, entsprechende Sicherheitsvorkehrungen für die Nacht zu treffen, wie z. B. auch Haus- und Balkontüren abzuschließen und den Schlüssel zu verstecken.

Die Behandlung kann je nach Schweregrad und den auslösenden individuellen Faktoren sehr unterschiedlich sein. Die Schlafumgebung, Routinen wie Entspannungstechniken und eine gute Schlafhygiene bis hin zur gezielten Stressbewältigung sind relevant. In sehr schweren Fällen wird Schlafwandeln auch medikamentös behandelt. Bei Kindern ist es zudem hilfreich, sie über Schlafwandeln aufzuklären und altersgerecht zu veranschaulichen, was dabei passiert.

Sprechen im Schlaf ist in den allermeisten Fällen harmlos.

Spontanes Sprechen im Schlaf (Somniloquie)

Auch Somniloquie, das Sprechen im Schlaf, gehört bei Kindern wie Erwachsenen zu den bekannteren Verhaltensauffälligkeiten des Schlafs. Wir können Sie an dieser Stelle beruhigen, denn in den meisten Fällen ist das nächtliche Sprechen harmlos. In manchen Fällen kann es mit einer Schlafstörung einhergehen, die entsprechend behandelt werden sollte. Es gibt klinische Daten, die in großen Querschnittsstudien gezeigt haben, dass mehr als zwei Drittel aller Menschen im Laufe ihres Lebens schon einmal im Schlaf gesprochen haben. Das kann sowohl während des Einschlafens auftreten als auch im Traumschlaf (REM). Letzteres ist insgesamt häufiger. Meist handelt es sich um unverständliche Äußerungen, unvollständige Sätze oder Satzfragmente.

Warum Menschen im Schlaf sprechen, ist bis heute nicht wirklich geklärt. Wir müssen auch hier die üblichen Verdächtigen wiederholen: Vermutet wird eine genetische Veranlagung, aber auch mit Blick auf den Lebensstil übermäßiger Stress und damit verbundener Schlafmangel. Einerseits liegt die Hemmschwelle zwischen dem Unterbewusstsein und dem Sprachzentrum im Gehirn im Schlaf niedriger. Da das Gehirn im Schlaf aber noch Informationen verarbeiten kann, ist es möglich, dass genau diese Fähigkeit zu spontanem Sprechen führen kann. Störend ist dieser Umstand in den meisten Fällen nur für andere, die im selben Bett oder Zimmer schlafen. Eine Ausnahme gibt es allerdings: Ältere Menschen, vor allem ältere Männer über 60 Jahre, sollten bei neu auftretendem und intensivem Reden im Schlaf einen schlafmedizinisch versierten Experten aufsuchen, denn gelegentlich kann es im Vorfeld neurologischer Erkrankungen (z. B. Parkinson) auftreten.

Schlafmittel: Leider kein ultimatives Heilversprechen

Wir haben ihn schon erwähnt: den schnellen Griff zur Tablette. Aktuell geht man laut der deutschen Onlineplattform für Statistik (Statista), die Daten von Markt- und Meinungsforschungsinstitutionen sowie aus Wirtschaft und amtlicher Statistik zugänglich macht, davon aus, dass im Jahr 2021 in Deutschland 1,6 Millionen Menschen (ab 14 Jahren) täglich oder fast täglich Beruhigungs- oder Schlafmittel konsumierten. Im schon zitierten Gesundheitsreport der DAK wurde berichtet, dass sogar circa drei Millionen Menschen der Bevölkerung regelmäßig zu Schlafmitteln greifen.

Die meisten verfügbaren verschreibungspflichtigen, chemischen Schlafmittel führen *nicht* zu einem natürlichen Schlaf, sondern können die Schlafarchitektur empfindlich stören

Wir sagen es Ihnen direkt vorweg, da es ein wichtiges Problem auf den Punkt bringt: Die meisten verfügbaren verschreibungspflichtigen, chemischen Schlafmittel führen *nicht* zu einem natürlichen Schlaf(!), sondern können im Langzeitgebraucht Ihre Schlafarchitektur empfindlich stören und Ihre Gesundheit massiv schädigen. Es lohnt sich also immer, möglichst Alternativen zu finden, um Schlafstörungen entgegenzuwirken, und klar ist auch, dass diese im Idealfall unmittelbar an den Ursachen ansetzen sollten. Zunächst möchten wir Ihnen aber einen Einblick in die Geschichte der Schlafmittel geben – und auch diese ist fast so alt wie die Geschichte der modernen Menschheit.

Die Geschichte der Schlafmittel

Viele verschreibungspflichtige Schlafmittel, die auf dem Markt sind, können den natürlichen Schlaf nicht fördern.

Bereits im alten Ägypten oder Griechenland wurden Mittel verwendet, um in einen erholsamen Schlaf zu finden, vor allem Kräuter und Pflanzenextrakte. So gibt es historische Aufzeichnungen über die Verwendung von Mohn, den man auch zur Schmerzlinderung einsetzte. In griechischen Schriften ist die Verwendung von Opium erwähnt, das auch Galen, der Leibarzt von Marc Aurel, zur Schlafförderung und Schmerzlinderung empfahl. Das Problem dieser Mittel: Sie betäubten eher, als den natürlichen Schlaf zu fördern. Viele verschreibungspflichtige Schlafmittel, die heute noch auf dem Markt sind, haben eine ähnliche Wirkung.

Auch in der ayurvedischen Medizin hat der Einsatz von schlaffördernden Substanzen eine lange Tradition. Ashwagandha und Brahmi sind beispielsweise zwei Pflanzen, die in der ayurvedischen Heilkunst häufig zur Entspannung und Verbesserung der Schlafqualität eingesetzt werden. Auch chinesische Datteln oder Ginseng wurden schon sehr früh in der chinesischen Medizin genutzt, um den Schlaf zu verbessern und die Blutgefäße wieder ins Gleichgewicht zu bringen. Ähnlich fanden zudem Lavendel oder beruhigende Kräuter und das Trinken spezieller Teezubereitungen Anwendung.

Es ist wichtig zu verstehen, dass die Verwendung von Schlafmitteln in der Antike und in der Frühzeit begrenzt war und dass das Verständnis von Medizin und Gesundheit stark von kulturellen und spirituellen Überzeugungen beeinflusst wurde. Die genaue Wirkungsweise und Nebenwirkungen dieser frühen Schlafmittel sind nicht immer klar dokumentiert, und es ist wahrscheinlich, dass viele schon zur damaligen Zeit auch Risiken und potenzielle Probleme mit sich brachten.

Tees, Tinkturen und Globuli

Im Mittelalter waren es dann vor allem Mönche und Heilkundige in den Klöstern, die sich mit der Herstellung von Arzneizubereitungen und auch Schlafmitteln beschäftigten. Überliefert ist die Verwendung von Baldrian, Passionsblume, Hopfen und Johanniskraut. Kräuter, die häufig zur Zubereitung von Tees, Tinkturen oder Globuli verwendet wurden.

Der Arzt und Naturphilosoph Theophrastus Bombast von Hohenheim, genannt Paracelsus, war ein bedeutender Arzt der Renaissance, der die Medizin und Pharmazie seiner Zeit maßgeblich beeinflusste. Auch er entwickelte Schlafmittel, die aus einer Kombination von Kräutern, Mineralien und Metallen bestanden. Seine

Ansichten über Alchemie und Medizin führten dazu, dass auch Zutaten wie Quecksilber und Schwefel verwendet wurden – aus heutiger Sicht gesundheitlich nicht unbedenklich.

Chloralhydrat und die ersten synthetischen Schlafmittel

Vom 17. bis 19. Jahrhundert erlebte das schon erwähnte Opium sein Revival und wurde zum wohl bekanntesten Schlafmittel. 1831 oder 1832, hier differieren die Angaben in der Literatur, wurde zudem Chloralhydrat als erstes synthetisches Schlafmittel von Justus von Liebig entdeckt bzw. erstmals hergestellt. Chloralhydrat war sehr wirksam, hatte aber starke Nervenwirkungen. Vor allem in größeren Mengen bestand die Gefahr, dass die herbeigeführte Bewusstlosigkeit bis hin zu Atemdepression und sogar Tod führen konnte. Außerdem führte die Substanz oft zu Magen-Darm-Problemen und Übelkeit. Dennoch: Chloralhydrat war ein Meilenstein in der Entwicklung schlaffördernder Medikamente, da es eines der ersten synthetisch hergestellten Schlafmittel war. Heute wird es in der Schlafmedizin nicht mehr verwendet.

> Die Verwendung von Kräutern und Pflanzenextrakten hat in verschiedenen antiken Kulturen eine lange Tradition.

Seit mehr als 100 Jahren bekannt: Barbiturate

Im 20. Jahrhundert setzte sich die Entwicklung schlaffördernder Substanzen fort. In den 20er- und 30er-Jahren des vorigen Jahrhunderts wurden Barbiturate eingeführt und in großem Umfang verwendet. Barbiturate wirken beruhigend, machen aber stark abhängig, was mit der Zeit häufig zu Überdosierungen führt. Die Wirkstoffe haben eine dämpfende Wirkung auf das Nervensystem und können daher auch bei Angstzuständen, Schlaflosigkeit und Krampfanfällen eingesetzt werden. Barbiturate führen nicht direkt zum Schlaf, sondern zur Sedierung und Bewusstseinstrübung. In höheren Konzentrationen kommen Koordinationsstörungen und lebensgefährliche Atemdepressionen hinzu.

Jüngere Entwicklungen: Benzodiazepine

Die weitere pharmakologische Forschung führte daher in den 1960er-Jahren zu den Benzodiazepinen, vor allem das bekannte Valium sorgte für die Revolution der Schlaftabletten am Markt. Im Gegensatz zu Barbituraten weisen Benzodiazepine ein geringeres Risiko für Atemdepression auf. Aber: Benzodiazepine haben nicht nur schlaffördernde und angstlösende Effekte, durch ihre ebenfalls eher sedierende Wirkung führen sie nicht wirklich einen natürlichen Schlaf herbei. Sie verkürzen sogar bestimmte Phasen des natürlichen Schlafs, insbesondere den Traumschlaf (REM). Ein langfristiger Gebrauch kann die Kognition und die Schlafqualität daher negativ beeinträchtigen.

Durch ihren schnellen Wirkungseintritt können sie für bestimmte Situationen eine kurzfristige Lösung sein, wenn die Einnahme ärztlich überwacht wird. Dies gilt vor allem für akute Angstzustände. Das Problem der Abhängigkeit bei längerem Gebrauch oder höheren Dosen bleibt jedoch bestehen.

Verschreibungspflichtige Schlafmittel heute: Z-Drugs

Gegen Ende des letzten Jahrhunderts brachten Pharmaunternehmen weitere Medikamente auf den Markt, die weniger abhängig machen sollten.

Gegen Ende des letzten Jahrhunderts brachten Pharmaunternehmen weitere Medikamente auf den Markt, die vor allem weniger abhängig und weniger Nebenwirkungen machen sollten. Dies führte zum Einsatz der sogenannten Z-Drugs, die seit Anfang der 1990er-Jahre in Deutschland als verschreibungspflichtige Medikamente zur Behandlung von Schlafstörungen zugelassen sind. Die Bezeichnung Z-Drugs oder Z-Hypnotika leitet sich von drei dieser Substanzen ab: Zolpidem, Zopiclon und Zaleplon.

Die jüngsten Entwicklungen in diesem Bereich konzentrieren sich auf die Entwicklung von Medikamenten, die spezifischer auf jene Rezeptoren wirken, die an der Schlafregulation beteiligt sind. Dazu gehört u. a. Ramelteon (Rozerem), ein unserem körpereigenen Melatonin verwandter Wirkstoff, der den natürlichen Schlaf-wach-Rhythmus beeinflussen kann.

Fassen wir zusammen: Klassische Schlafmittel können Sie zwar schneller in einen schlafähnlichen Zustand bringen, schwächen aber gleichzeitig Gehirnzellen für den nächtlichen Lernprozess. Wenn Sie nun dauerhaft synthetische Schlafmittel einnehmen, müssen Sie ehrlicherweise damit rechnen, dass Sie wahrscheinlich zwar schneller einschlafen, andererseits aber weniger von dem, was Sie am Tag erlebt oder gelernt haben, im Gedächtnis behalten. Wissenschaftlich belegt ist heute auch, dass Menschen, die verschreibungspflichtige Schlafmittel einnehmen, ein deutlich erhöhtes Risiko haben, an Krebs zu erkranken oder sogar zu versterben. Warum das so ist, hat man noch nicht vollständig aufgeklärt.

Eine wissenschaftliche Gruppe um den Schlafforscher Daniel Kripke hat hierzu Untersuchungen durchgeführt. Eine häufige Todesursache scheint demnach eine erhöhte Infektionsrate zu sein. Wir wissen, wie Sie auch schon im ersten Kapitel erfahren haben, dass der natürliche Schlaf ja das Immunsystem sehr effektiv stärkt und so hilft, Infektionen abzuwehren. Wir wissen aber auch, dass der medikamentös herbeigeführte Schlaf eben nicht zu 100 Prozent dem natürlichen Schlaf entspricht. Dies kann eine Erklärung bieten, warum bei regelmäßigem Gebrauch üblicher Schlafmittel das Infektionsrisiko und auch das Sterberisiko steigt. Da eine Einnahme nicht die gleiche Erholungsfunktion wie der natürliche Schlaf hat, besteht nicht zuletzt mitunter ein erhöhtes Risiko für tödliche Verkehrsunfälle. Hinzu kommt, vor allem bei älteren Patienten, ein erhöhtes Sturzrisiko.

> Eine unkontrollierte Einnahme von Schlafmitteln kann bei älteren Menschen das Sturzrisiko erhöhen.

Die Tabelle auf Seite 111 gibt Ihnen einen Überblick über die verschiedenen Gruppen verschreibungspflichtiger Schlafmittel, die heute noch häufig eingesetzt werden. Vor allem bei den neueren Schlafmitteln bleibt abzuwarten, ob die beschriebenen Nebenwirkungen weiter auftreten werden. Eine Frage, die künftige klinische Studien noch beantworten müssen.

Schlafmittel richtig absetzen – der kalte oder heiße Entzug

Der Einsatz von synthetischen Schlafmitteln ist kritisch zu sehen.

Wie Sie sehen, ist der Einsatz von Schlafmitteln sehr kritisch zu betrachten. Ist sprichwörtlich das Kind aber bereits in den Brunnen gefallen, und es besteht eine Abhängigkeit, kann über ein Absetzen nachgedacht werden. Die große Frage ist, ob ein solcher Entzug in einer Klinik erfolgen sollte, wie z. B. auch bei Alkoholabhängigkeit. Oder ob das problematische Schlafmittel einfach von heute auf morgen weggelassen werden kann. In der Tat lässt sich das nicht pauschal beantworten und muss individuell entschieden werden.

Unsere Erfahrung ist, dass Patientinnen und Patienten mit schweren Schlafstörungen, die über Jahre eine Schlafmittelabhängigkeit entwickelt haben, oft auch am Ende ihrer Kräfte sind. Das nächtliche Grübeln und starke Tagesmüdigkeit beeinträchtigen ihre Lebensqualität enorm. Viele schämen sich für ihre Sucht und würden diese deswegen am liebsten mit sich selbst ausmachen.

Schlafmittelabhängigkeit erfordert die individuelle Abwägung für einen Entzug, da Betroffene oft stark belastet sind und Hilfe benötigen, mitunter in einer Klinik.

Die Angst vor möglichen Nachteilen am Arbeitsplatz oder im Privatleben ist zudem groß. Dennoch: Zumindest für die meisten Medikamente gilt, dass diese nicht einfach von heute auf morgen abgesetzt werden sollten. Denn dann ist in den meisten Fällen für Betroffene gar nicht mehr an Schlaf zu denken. Über eine mitunter lange Zeit hat sich das zentrale Nervensystem an die Substanzen gewöhnt. Wird nun das Schlafmittel abrupt abgesetzt, reichen körpereigene Hormone oder Botenstoffe einfach nicht mehr aus, um ganz natürlich ein- oder durchzuschlafen. Wir empfehlen Ihnen also dringend, sollten Sie sich in einer solchen Situation befinden, den Weg aus diesem schwerwiegenden Teufelskreis mit professioneller Unterstützung anzugehen. Machen Sie sich bitte auch bewusst, dass eine Schlafmittelabhängigkeit nicht etwa eine persönliche Schwäche ist, es handelt sich wirklich um eine ernst zu nehmende Erkrankung, bei der Sie Hilfe brauchen und auch annehmen dürfen.

Wirkung verschreibungspflichtiger Schlafmittel

SCHLAFMITTEL-KATEGORIE	MEDIKAMENTE UND WIRKSTOFFE (BEISPIELE)	WIRKMECHANISMUS
Nicht-benzodiazepin-artige Schlafmittel (Z-Drugs)	Zolpidem (Ambien) Zaleplon (Sonata) Eszopiclon (Lunesta) Zopiclon (Imovane)	Diese Medikamente wirken ähnlich wie Benzodiazepine, haben jedoch oft ein geringeres Risiko für Abhängigkeit und Toleranz. Sie werden zur kurzfristigen Behandlung von Schlafstörungen eingesetzt.
Melatonin-Rezeptoragonisten	Ramelteon (Rozerem) Tasimelteon (Hetlioz)	Diese Medikamente wirken auf bestimmte Rezeptoren im Gehirn, um den Schlaf-wach-Rhythmus zu regulieren. Ihr Einsatz ist daher besonders nützlich bei Schlafstörungen mit gestörtem Schlafzyklus.
Orexin-Antagonisten	Suvorexant (Belsomra)	Diese Medikamente zielen auf ein System ab, das den Wachzustand reguliert (Orexin). Sie können bei Schlaflosigkeit und übermäßiger Wachheit helfen.
Antidepressiva	Trazodon Mirtazapin	Bestimmte Antidepressiva können sedierende Eigenschaften haben und zur Behandlung von Schlafstörungen verwendet werden, insbesondere wenn Depressionen vorliegen.

Es ist heutzutage auch keine Schande, von Schlafmitteln abhängig zu sein. Wie bei allen Suchterkrankungen ist es jedoch wichtig, sich die vorhandene Abhängigkeit selbst einzugestehen und dann auch wirklich etwas ändern zu wollen – es sich selbst Wert zu sein. Der professionell begleitete Entzug ist immer dann angezeigt, wenn die Kontrolle über die Einnahme und Dosierung des betreffenden Medikaments verlorengegangen ist. In vielen Fällen gibt es hier keine harte Grenze, ab wann das der Fall ist. Es ist eher ein schleichender Prozess, der sich über einen oft sehr langen Zeitraum erstreckt. Deswegen dauert es auch so lange, bis Betroffene selbst bemerken, dass sie wirklich abhängig sind, mitunter können das Monate oder sogar Jahre sein.

Wie Sie herausfinden können, ob eine Schlafmittelabhängigkeit vorliegt

- Die Wirkung Ihres Schlafmittels lässt nach, und die Dosis muss regelmäßig erhöht werden (Toleranzentwicklung).
- Es besteht ein psychisches und physisches Verlangen (Craving) nach der Einnahme des betreffenden Wirkstoffs.
- Das Medikament kann trotz Nebenwirkungen nicht abgesetzt werden, diese werden von Ihnen in Kauf genommen.
- Die eigene Kontrolle über Menge und Ende des Konsums ist für Sie nicht mehr möglich.
- Ihre Gedankenwelt dreht sich immer mehr um die Medikamenteneinnahme, andere Lebensbereiche werden zunehmend vernachlässigt oder untergeordnet.
- Wird die Einnahme verzögert oder eingestellt, kommt es zu Entzugserscheinungen.

Auch wenn noch keine Probleme bestehen sollten (siehe Kasten): Wenn Sie eine Schlafmittelabhängigkeit vermuten, sollten Sie immer professionelle Hilfe in Anspruch nehmen. Ja, wir sagen das noch mal – es ist wirklich wichtig.

Das passiert beim kalten Entzug

Grundsätzlich gibt es zwei Hauptmethoden zum Absetzen: den kalten, plötzlichen Entzug und den heißen Entzug, der langsam ausschleichend erfolgt. Beide Methoden haben ihre Vor- und Nachteile, die Wahl hängt von verschiedenen Faktoren ab, u. a. vom verwendeten Schlafmittel, von der Dauer der Einnahme und vom individuellen Gesundheitszustand.

Beim kalten Entzug wird die Einnahme abrupt von einem Tag auf den anderen beendet. Dieser Ansatz kann für einige Menschen funktionieren, birgt jedoch Risiken und Unannehmlichkeiten. Häufige Entzugssymptome sind: Schlaflosigkeit, Unruhe, Angst, Reizbarkeit, Erregung, Zittern und andere Symptome. Es besteht auch ein zunächst erhöhtes Risiko für Schlafstörungen und Schlaflosigkeit, was eine enorme Belastung für den Organismus und das zentrale Nervensystem darstellt. In vielen Fällen kommt es durch den kalten Entzug zu einer vorübergehend raschen Verschlechterung der Schlafqualität. Umso wichtiger ist die professionelle Begleitung. Auf der anderen Seite hat der kalte Entzug den Vorteil, dass die Entscheidung, das Schlafmittel abzusetzen, schnell getroffen werden kann, was den Behandlungsprozess natürlich deutlich beschleunigt.

Beim kalten Entzug wird die Einnahme abrupt von einem Tag auf den anderen beendet.

Das passiert beim heißen Entzug

Die weitaus häufigste Entwöhnungsform ist das langsame Ausschleichen. Dabei wird die Dosis des Schlafmittels über einen vorher festgelegten Zeitraum bis zum völligen Absetzen langsam reduziert. Die beschriebenen Entzugserscheinungen können auf diese Weise minimiert werden, da sich der Körper langsam an die Veränderungen gewöhnen kann. Das bedeutet, Ihr zentrales Nervensystem hat deutlich weniger Stress und vor allem bessere Chancen, die normale Schlafqualität auch nach dem Absetzen beizubehalten. Die Nachteile sind, dass es länger dauert als ein kalter Entzug, bis Sie das Schlafmittel wirklich vollständig abgesetzt haben. Es braucht eine große Portion Geduld und Disziplin, um die schrittweise Reduktion beim heißen Entzug auch einzuhalten.

Beim langsamen Ausschleichen wird die Dosis des Schlafmittels über einen vorher festgelegten Zeitraum bis zum völligen Absetzen langsam reduziert.

Generell sollte die Vorgehensweise für eine Schlafmittelentwöhnung stets mit darauf spezialisierten Fachleuten getroffen werden.

Ein individueller Entwöhnungsplan – je nach Art des eingenommenen Schlafmittels, dessen Dosis und individuellen Bedürfnissen –, der von einer Schlafmedizinerin oder einem Schlafmediziner erstellt wird, ist unerlässlich. Während des Ausschleichens kann die Einnahme von Nahrungsergänzungsmitteln oder pflanzlichen Präparaten zur Unterstützung des Schlafs in Erwägung gezogen werden. Außerdem sollten die gesunden Schlafgewohnheiten, insbesondere die Schlafhygiene, gefördert werden, wie auch der Zeitpunkt des Schlafs bzw. regelmäßige Schlafenszeiten. Diese Bausteine finden Sie auch in der Schlafformel nach Heiser & Sommer im dritten Teil dieses Ratgebers. Empfehlungen, die übrigens grundsätzlich auch für die Vorsorge von Schlafstörungen hilfreich sein können.

Hinweis: Es ist wichtig zu beachten, dass das Absetzen von Schlafmitteln eine höchst individuelle Angelegenheit ist, die daher auch sehr unterschiedlich verlaufen kann. Aus diesem Grund ist die Unterstützung durch die Experten so wichtig, um den Prozess zu erleichtern und sicherzustellen, dass Ihre Gesundheit und Ihr Wohlbefinden während einer Entwöhnung aufrechterhalten bleiben.

Wie das Glas Wein den Schlaf beeinflusst

Wir wollen an dieser Stelle auch die Genussmittel erwähnen, von denen sich viele mitunter einen guten Schlaf versprechen, und auf den schon erwähnten Alkohol ausführlicher eingehen. Nach einem anstrengenden Tag greift der eine oder die andere gerne zum Glas Wein, um die Strapazen des Alltags und Ärger abzuschütteln oder auch einfach, um besser zu entspannen. Doch leider kann genau dieser Alkoholkonsum neuen Stress verursachen. Die Effekte sind wissenschaftlich gut erforscht.

Vielleicht haben auch Sie schon einmal erlebt, dass übermäßiger Alkoholkonsum – wie übrigens auch zu viel Koffein am Nachmittag und Abend – den Schlaf eher beeinträchtigt. Dennoch hält sich hartnäckig der Mythos vom schlaffördernden Schlummertrunk oder Night Cap. Zur Klärung: Ja, Alkoholkonsum kann dazu führen, dass Sie zunächst schneller einschlafen. Die darauffolgende Schlafqualität ist in der Regel aber deutlich schlechter. Die Annahme, dass Alkohol beim Ein- oder gar Durchschlafen hilft, ist also leider falsch. Der Schlaf ist nämlich weniger tief und auch weniger lang. Belegt ist zudem, dass es etwa zwei Stunden dauert, bis z. B. ein Glas Wein vollständig abgebaut ist, währenddessen wird der dringend benötigte Tiefschlaf nicht erreicht. Nicht nur diese direkte Wirkung des Alkohols beeinträchtigt den Schlaf, darüber hinaus auch das häufigere Aufwachen, Aufsuchen der Toilette in der Nacht und sogar ein erhöhtes Risiko des Schlafwandelns (siehe Seite 102).

> Die Annahme, dass Alkohol beim Ein- oder gar Durchschlafen hilft, ist leider falsch.

Alkohol blockiert die Hirnaktivität

Alkohol blockiert bestimmte Stellen im Gehirn. Das führt zu einer Art Lähmung, die sich im Laufe der Zeit zu einem Rauschzustand auswächst. Menschen, die sehr viel getrunken haben, fühlen sich deswegen benommen – das Gehirn schläft praktisch langsam ein. Ab einem bestimmten Punkt verlieren Betroffene den Wunsch und auch die Fähigkeit, bei Bewusstsein zu bleiben. Diese Sedierung hat aber nichts mit gutem Schlaf zu tun. Die Hirnaktivität, die sich bei Alkoholkonsum einstellt, gleicht vielmehr einer Art Betäubung. Danach kommt es immer wieder zu kurzen Aufwachphasen während der Nacht, der Schlaf ist also nicht erholsam. Der Traumschlaf (REM) wird durch Alkohol so stark unterdrückt wie durch kaum eine andere bekannte Substanz, denn beim beschriebenen Abbau des Alkohols entstehen bestimmte Substanzen, die das Gehirn regelrecht daran hindern, den REM-Schlaf zu erzeugen. Effekte, die bereits bei mäßigem Alkoholkonsum auftreten können.

Besonders problematisch ist die Situation bei Alkoholikern, die kaum noch schlafen. Ihr Körper gibt nämlich nicht auf, geradezu verzweifelt will er in den natürlichen Traumschlaf finden – ein innerer Drang mit teils verheerenden Folgen für die Betroffenen. So können Träume aggressiv in den Wachzustand eindringen und bis zu Halluzinationen, Wahnvorstellungen und starker Orientierungslosigkeit führen. Alkohol hat aber auch einen dehydrierenden Effekt, der dazu führen kann, dass man nachts durstig aufwacht und viel Wasser trinken muss. Diese Dehydrierung kann die Schlafqualität zusätzlich beeinträchtigen.

Wenn ein völliger Verzicht nicht möglich ist, empfehlen wir in der Schlafmedizin, den Alkoholkonsum am Abend zumindest einzuschränken.

Wir müssen also nachdrücklich warnen: Der regelmäßige Gebrauch von Alkohol als Einschlafhilfe oder Schlummertrunk kann zu einer Gewöhnung führen, bei der mit der Zeit immer mehr Alkohol benötigt wird, um die gleiche Wirkung zu erzielen. Das Resultat ist also genau das Gegenteil von dem, was mitunter beabsichtigt wurde: Wiederholter nächtlicher bzw. abendlicher Alkoholkonsum kann sogar zu chronischen Schlafstörungen führen. Es ist klar, dass Alkohol einen schädlichen Einfluss auf unseren Schlaf hat, dass der Konsum von Alkohol immer unseren Schlaf beeinträchtigen wird. Und es ist auch klar, dass der nicht sehr populäre Rat, abstinent zu bleiben, tatsächlich der beste und ehrlichste Rat ist.

Der Placeboeffekt auf den Schlaf

Ein weiteres spannendes Thema: der Placeboeffekt. Natürlich könnten Sie jetzt sagen, Placebo ist doch im Grunde genommen ein großer Schwindel. Eine bereits 2007 veröffentlichte Studie von Harvard-Psychologen konnte jedoch zeigen, dass die Verschreibung eines Placebomedikaments nicht nur Schmerzen oder Krankheitssymptome linderte, sondern auch die Psyche stimulierte. In den letzten Jahren hat sich gezeigt, wie weitreichend Placeboeffekte sich auch auf den Schlaf auswirken können.

Ein Aspekt dabei ist die Erwartungshaltung, die einen großen Einfluss auf unsere Wahrnehmung der Schlafqualität hat. Wenn Sie beispielsweise davon überzeugt sind, dass eine bestimmte Maßnahme oder Substanz Ihren Schlaf verbessern wird, kann allein diese Erwartung dazu führen, dass Sie das tatsächlich genauso erleben und später subjektiv angeben, besser geschlafen zu haben. Mit anderen Worten: Selbst dann, wenn es keine tatsächlichen Veränderungen in den physiologischen Schlafmustern gibt, kann der Glaube an die Wirksamkeit ausreichen, um ein positives Feedback über den Schlaf zu erzeugen. Ein Effekt, der auch andersherum funktioniert: So berichteten Teilnehmende einer Studie, die glaubten, dass Koffein vor dem Schlafengehen ihre Schlafqualität deutlich negativ beeinträchtigen wird, tatsächlich über einen schlechten Schlaf – auch, wenn sie gar keinen koffeinhaltigen Kaffee bekommen hatten, sondern ein Placebo vor dem Schlafengehen.

Der Glaube an bestimmte Rituale oder Gewohnheiten vor dem Schlafengehen kann positive Placeboeffekte verstärken.

Eine andere Untersuchung führten Psychologen aus Colorado durch. Sie verkabelten freiwillige Studentinnen und Studenten über Nacht, um deren Gehirnströme zu messen und die Schlafqualität zu bestimmen. Am nächsten Morgen gaukelte man den Probanden vor, sie hätten entweder zu viel oder zu wenig Traumschlaf (REM) gehabt. Die Täuschung funktionierte: Studierende, die angeblich mehr und besseren REM-Schlaf gehabt hatten, konnten am nächsten Tag Konzentrationsaufgaben besser lösen. Sie glaubten daran, einen guten Schlaf gehabt zu haben. Studierende, denen zuvor gesagt worden war, sie hätten leider schlecht geschlafen und nur wenig REM-Schlaf gehabt, konnten die an sie gestellten Aufgaben deutlich schlechter bewältigten: Sie glaubten, sie hätten dafür zu schlecht geschlafen.

Auch Konditionierungen und Routinen, die Sie in unserer Schlafformel nach Heiser & Sommer noch genauer kennenlernen werden, stehen teils mit diesem Placeboeffekt in Verbindung. So können auch Umgebungsbedingungen oder das Ausführen einer bestimmten Handlungsabfolge vor dem Schlafengehen die Schlafqualität verbessern: z. B. das regelmäßige Trinken eines beruhigenden Tees oder das Lesen eines Buches oder auch das Hören entspannender, gleichförmiger Musik. Wir haben auch schon erlebt, dass Menschen besser schlafen, wenn sie beispielsweise einen ganz bestimmten Pyjama tragen. Natürlich hat der Schlafanzug keinen direkten Einfluss auf den Schlaf, aber der Glaube versetzt bekanntlich Berge. In diesem Fall kann die tiefe Überzeug „In diesem Pyjama schlafe ich immer ganz besonders gut“ dazu führen, dass sich derjenige entspannter fühlt und tatsächlich besser schläft. Gleiches gilt für den einen bestimmten Kissenbezug. Dieses Phänomen kennen Sie vielleicht auch von Hotelübernachtungen. Viele unserer Patientinnen und Patienten berichten uns, auf Reisen gerne den eigenen Kissenbezug mitzunehmen. Oft schläft es sich schon allein durch etwas Vertrautes in der persönlichen Schlafumgebung besser.

Einschränkend bleibt zu sagen, dass Sie daher auch immer kritisch sein sollten, wenn Ihnen Hersteller von Matratzen, Bettdecken und so weiter versprechen, dass Sie mit und in deren Produkten besser durchschlafen. Viele Hersteller werben hier auch mit Studien, die in der Regel jedoch nicht um den Placeboeffekt bereinigt sind. Streng wissenschaftlich betrachtet sind deswegen viele dieser Werbeaussagen nutzlos.

Natürlich hat man in Studien auch mit Schlafmitteln, bei denen ebenfalls ein Placebo verwendet wurde, die Schlafqualität der Probanden untersucht. Die Teilnehmenden glaubten, ein Schlafmittel einzunehmen, obwohl es sich nur um eine Zuckertablette handelte. Dennoch berichteten sie häufiger von einer verbesserten Schlafqualität und einem schnelleren Einschlafen. Es ist davon auszugehen, dass das positive Gefühl, eine wirksame Maßnahme zur Verbesserung des eigenen Schlafs ergriffen zu haben, häufig tatsächlich dazu führen kann, dass besser geschlafen wird. Sicherlich auch, weil sich die Betreffenden nicht mehr so intensiv wie zuvor auf ihre Schlafprobleme konzentrieren.

Fassen wir abschließend zusammen: Der Placeboeffekt kann bei gelegentlichen Schlafstörungen durch positive Erwartungen vorübergehend Linderung verschaffen. Bei chronischen Schlafstörungen oder schwerwiegenden Schlafproblemen ist es dagegen immer ratsam, ärztlichen Rat einzuholen und gegebenenfalls geeignete Behandlung zu suchen.

Der Placeboeffekt auf den Schlaf ist subjektiv, bedeutet also keine tatsächliche Verbesserung der physiologischen Schlafqualität.

DAS HILFT BEI SCHLAF-PROBLEMEN WIRKLICH – SCHLAFFORMEL NACH HEISER & SOMMER

Der Traum vieler schlafgestörter Menschen: endlich einmal richtig gut schlafen. Dazu am liebsten abends schon wenige Minuten nach dem Zubettgehen einschlafen, tief durchschlafen und morgens ausgeruht und vital aufwachen. Guter Schlaf muss kein Traum bleiben. Um den erholsamen Schlaf zu fördern oder den Schlaf zumindest zu verbessern, haben wir für Sie die Schlafformel nach Heiser & Sommer entwickelt.

▶ *Entdecken Sie ein Schlafprogramm, das Sie mit Konditionierung und Routine, guter Schlafhygiene und Tipps zum Zeitpunkt des Schlafs unterstützen kann. Nach und nach aufeinander aufbauend bieten Ihnen alle drei Bausteine einen schlaffördernden Rahmen.*

Mein Wunsch: Ausgeruht und ausgeschlafen

> Oftmals sind es falsche Erwartungen an den Schlaf, die uns im Inneren unter Druck setzen und die Nacht zum Tag machen.

Das Ziel, sich ausgeruht und gut erholt zu fühlen, ist durchaus realistisch und wichtig für Gesundheit und Wohlbefinden. Wir möchten Sie aber gleich zu Beginn auch dafür sensibilisieren, dass die Erwartungen an den eigenen Schlaf manchmal zu hoch sind. Insbesondere unrealistische Vorstellungen vom perfekten Schlaf können innerlich unter Druck setzen und einen Stress erzeugen, der seinerseits den Schlaf stört.

Erinnern Sie sich noch an unseren Einstieg im ersten Kapitel zur Evolution des Schlafs? Tatsächlich war vor wenigen Jahrhunderten, zur Zeit des 17. und 18. Jahrhunderts, die heutige Idealvorstellung eines ununterbrochenen Nachtschlafs noch nicht in der Form etabliert. Damals war es für viele Menschen normal, in zwei Phasen zu schlafen: Eine Wachphase, die häufig genutzt wurde, um sich zu unterhalten, nachzudenken oder auch zu rauchen. Und eine Schlafphase der entspannten Ruhe und des Schlafs. Erst im Zuge der Industrialisierung setzte sich die uns bekannte Idealvorstellung eines achtstündigen Nachtschlafs durch, der heute als Standard für einen erholsamen Schlaf gilt – jedoch von Mensch zu Mensch deutlich variieren kann.

Wenn es im Schlafzimmer ruhig und die Atmung regelmäßig wird

Vor allem wenn Ruhe in Ihr Schlafzimmer einkehrt, Ihre Atmung gleichmäßig wird, sind das Anzeichen dafür, dass Sie in einen entspannten, schlaffördernden Zustand übergehen. Dass Sie sich auf den Schlaf vorbereiten bzw. allmählich in die Einschlafphase eintreten. In einem ruhigen Schlafzimmer, ohne störende Geräusche und Ablenkungen, können Körper und Geist zur Ruhe kommen. Dies ist besonders wichtig, um den Übergang vom Wachsein zum Schlafen zu erleichtern. Genau auf diesen Mechanismus zielen die

Bausteine unserer Schlafformel ab, die wir Ihnen nun vorstellen wollen.

Eine regelmäßige Atmung mit einem gleichmäßigen Atemrhythmus fungiert als Signal für den Körper, dass es Zeit ist, sich zu entspannen. Der Übergang vom Wachzustand in den Schlaf kann dabei als eine Art sanfter Übergang vom bewussten in den unbewussten Zustand betrachtet werden. In unserer Schlafformel werden Sie einige Verfahren und Übungen finden, die Sie dabei unterstützen.

Eine ruhige Atmung kann dazu beitragen, den Anteil des unwillkürlichen Nervensystems zu aktivieren, der für Entspannung zuständig ist.

Unsere Schlafformel nach Heiser & Sommer

Eine gesunde Schlafqualität ist erreichbar, erfordert aber oft bewusste Anstrengungen und Veränderungen der Schlafgewohnheiten. Um das Ziel eines ausgeruhten und erholten Zustands am Tag zu erreichen, sollten Sie zudem Ihrem Nachschlaf auch eine gewisse Priorität einräumen.

Geben Sie dem Schlaf eine hohe bzw. höhere Wichtigkeit in Ihrem Leben. Durch das Wissen um die komplexen Mechanismen und Effekte des Schlafs aus Kapitel eins und zwei sind Sie inzwischen mit der Bedeutung einer guten Schlafqualität für Ihre Gesundheit, Ihre Stimmung und Ihre Leistungsfähigkeit vertraut. Mit unserer Schlafformel nach Heiser & Sommer, die auf bewährten Methoden, Verfahren und Tipps aus unserem Institut für Schlafmedizin basiert, wollen wir Sie auf Ihrem Weg zu einem guten Schlaf für ein langes, gesundes und glückliches Leben begleiten.

Unsere Schlafformel stellt ein Programm aus drei Bausteinen dar, die sich durch unsere langjährige Erfahrung in der Behandlung vieler Schlafpatientinnen und -patienten als besonders relevant herauskristallisiert haben. Diese Bausteine können einen Rahmen abstecken, erheben aber keinen Anspruch auf Vollständigkeit. Es geht vielmehr darum, dass Sie für sich das herausnehmen, was zu Ihrer Situation und Ihren Lebensumständen passt –

und auch damit zu experimentieren. Unsere Schlafformel ist also eine Orientierung, ein Wegweiser für Ihren besseren Schlaf.

Auch weisen wir noch einmal ausdrücklich darauf hin, dass die Bausteine unserer Schlafformel immer nur ein ergänzender Teil eines ganzheitlichen, ärztlich betreuten Therapiekonzepts sein können bzw. als solches verstanden werden sollen, insbesondere bei mittelschweren und schwereren Schlafstörungen. Alle Bausteine zielen dabei auf Möglichkeiten ab, wie Sie selbst über Ihren Lebensstil zu einem bessern Schlaf beitragen können.

Die drei Bausteine unserer Schlafformel sind:

1. Konditionierung und Routine
2. Gute Schlafhygiene
3. Timing: Zeitpunkt des Schlafs

Das Streben nach guten Schlafgewohnheiten kann dazu beitragen, die Schlafqualität insgesamt zu verbessern.

Unsere langjährige Erfahrung zeigt bisher: Wenn Sie diese drei Bausteine in Ihrem Leben mehr berücksichtigen und individuell für sich anpassen, können Sie vor allem bei leichteren Schlafproblemen davon profitieren. Natürlich sind die einzelnen Bausteine nicht abgegrenzt voneinander zu sehen, sondern als ein ineinander übergreifendes System, das heißt: Jeder Baustein beeinflusst direkt und indirekt den anderen. Machen Sie sich in diesem Zusammenhang bitte auch noch einmal bewusst: Manche Menschen brauchen einfach mehr Schlaf als andere, um sich ausgeruht zu fühlen. Es ist auch normal, gelegentlich eine schlechtere Nacht zu haben. Perfekter Schlaf ist nicht immer erreichbar.

Wenn Sie trotz aller Bemühungen weiterhin schlecht schlafen oder sich tagsüber müde fühlen, kann es sinnvoll sein, professionelle Hilfe von einer Schlafmedizinerin oder einem Schlafmediziner in Anspruch zu nehmen, um mögliche zugrunde liegende Schlafstörungen zu erkennen und gezielt zu behandeln.

Schlafformel 3

Timing: Zeitpunkt des Schlafs

- Feste Zubettgehzeiten fördern den Schlaf
- Besser schlafen trotz Schichtarbeit
- Das Paradoxon der Schlafrestriktion
- Apps und Sleep Tracker: Pro und Contra

Schlafformel 2

Gute Schlafhygiene

- Körperliche Aktivität am Tag
- Meine schlaffördernde Ernährung
  - fördernde und störende Nahrungsmittel
  - Snacken und gut schlafen – kein Widerspruch
- Pflanzliche Helfer aus der Naturheilkunde
  - Baldrian – seit Jahrhunderten geschätzt

Schlafformel 1

Konditionierung und Routine

- Das Bett ist zum Schlafen da und für Sex
- Angenehme Schlafumgebung schaffen
- Die Raumtemperatur ist besonders entscheidend
- Für wohltuende Entspannung sorgen
  - Atmung, Progressive Muskelentspannung, Kurzmeditation
- Tees, die auf eine abendliche Ruhe einstimmen
- Mein Tagebuch zum guten Schlaf
  - Mit täglichen Notizen zu wirkungsvollen Veränderungen

Unsere Schlafformel nach Heiser & Sommer: Individuell angepasst zum guten Schlaf

Alle Empfehlungen unserer Schlafformel greifen als ein Programm ineinander.
1. Eine Konditionierung und Routine als Basis unterstützt die Stabilisierung Ihres Schlaf-wach-Rhythmus. 2. Die gute Schlafhygiene gehört mit der gezielten Förderung gesunder Gewohnheiten des Lebensstils ebenso dazu, wie 3. das für Sie individuelle Timing. Je nachdem, welche Faktoren Ihren Schlaf stören, können Sie jederzeit auf einzelne dieser Maßnahmen zugreifen, um Ihre Schlafqualität zu verbessern und wieder gut zu schlafen – für ein gesundes, langes und glückliches Leben.

Meine Selbsthilfebausteine: Individuell angepasst zum guten Schlaf

Nun können Sie sagen, wenn man ins Internet oder vielfältige Bücher und Literatur schaut, findet man auch zahlreiche Tipps und Tricks in geradezu unüberschaubarer Anzahl. Und genau das ist oft das Problem: Es finden sich teils skurrile Tipps und Tricks, die alle angeblich helfen sollen, wieder in den Schlaf zu finden. Darunter auch die Versprechen verschiedener Industriezweige und Hersteller von beispielsweise Matratzen, Bettwäsche oder Weckern.

Wie wir im zweiten Kapitel schon besprochen haben, empfehlen wir Ihnen grundsätzlich, kritisch gegenüber Schlafkursen, Schlafschulen oder mitunter fragwürdigen Angeboten von Schlaftrainings zu sein. Natürlich nicht in allen Fällen, aber doch recht häufig steht hier lediglich ein wirtschaftliches Interesse im Vordergrund.

Aus schlafmedizinischer Sicht ist es entscheidend, dass Sie sich in Ihrem Bett rundum wohlfühlen.

Gibt es aber wirklich das eine Rezept, mit dem alle Betroffenen wieder zum ruhigen Schlaf finden? Nein, das gibt es natürlich nicht. Dennoch ist es aus schlafmedizinischer Sicht entscheidend, dass Sie sich in Ihrem Bett rundum wohlfühlen. Dass Sie positiv gestimmt – im Fachjargon: positiv konditioniert – ins Bett gehen, um optimale Voraussetzungen für einen guten Nachtschlaf zu haben. Dabei spielt auch die Umgebung, in der Sie schlafen, eine entscheidende Rolle. Hinzu kommen Routinen und Rituale, denn der Mensch ist ja bekanntlich ein Gewohnheitstier. Evolutionsbiologisch gesehen macht es keinen Sinn, sich ständig neuen Herausforderungen zu stellen, die erneut mitunter großen Stress bedeuten.

Wann sollte ich ärztliche Hilfe in Anspruch nehmen?

Auch in unserem Institut für Schlafmedizin sind wir große Verfechter der Selbsthilfe und geben unseren Patientinnen und Patienten immer wieder bewährte Tipps und Tricks mit auf den Weg, ebenso wollen wir es für Sie in unserer Schlafformel in diesem Ratgeber tun. Auch die Frage, ab wann professionelle Hilfe notwendig ist, werden wir – wie schon in Kapitel eins und zwei – dabei immer wieder berücksichtigen.

So muss zunächst unterschieden werden, ob es sich überhaupt um eine krankhafte Schlafstörung im medizinischen Sinne handelt, von der circa 15 Prozent der Deutschen betroffen sind, oder ob es lediglich um eine nicht behandlungsbedürftige Störung des normalen Schlafs geht. Um für sich klar zu werden, ob man wegen seiner Schlafprobleme ärztliche Hilfe in Anspruch nehmen sollte, können drei Fragen hilfreich sein:

> Ist zunächst keine ärztliche Hilfe erforderlich, kann man selbst vieles versuchen, um den Schlaf zu verbessern.

- Wie hat sich mein Schlaf in den letzten Wochen, Monaten oder Jahren verändert?
- Wie lange halten meine Schlafprobleme und damit verbundene Beschwerden schon an?
- Hat mein nicht erholsamer Schlaf Auswirkungen auf meinen Tagesablauf?

Als Faustregel kann man sagen: Wenn man länger als drei Monate lang nicht normal schläft, und auch tagsüber deutliche Leistungseinbußen hat, liegt mit hoher Wahrscheinlichkeit eine Schlafstörung vor. Wenn dies auf Sie zutrifft, empfehlen wir Ihnen ärztliche Hilfe. In den meisten Fällen kann die Hausärztin oder der Hausarzt sagen, welche schlafmedizinischen Experten Ihnen eventuell weiterhelfen können.

Dies können auch Medizinerinnen und Mediziner verschiedener Fachgebiete sein, denn hinter Ihren Symptomen bzw. Ihrer Schlafstörung kann möglicherweise auch eine organische Erkrankung stecken, die dann ursächlich behandelt werden sollte. Wir erleben in unserem Praxisalltag beispielsweise immer wieder Patientinnen, bei denen der Verdacht auf eine Schlafstörung besteht, die aber an einer Schilddrüsenunterfunktion oder an einem Eisenmangel leiden. Wird in diesen Fällen die Schilddrüse medikamentös richtig eingestellt oder ein Eisenmangel behoben, kommt es dadurch auch zu einer deutlichen Besserung der Schlafsymptomatik.

Chronische Schmerzen können den Schlaf deutlich verschlechtern.

Bei älteren Patientinnen und Patienten können oft chronische Schmerzen, Herz-Kreislauf-Beschwerden oder ein nächtlicher Harndrang zu Schlafstörungen führen, die sich auch auf den Tag auswirken. Auch eingenommene Medikamente, z. B. Blutdrucktabletten und Diuretika, können den Schlaf verschlechtern. Hier gibt es oft Alternativen bzw. andere Wirkstoffe, die möglicherweise individuell besser vertragen werden. All diese Faktoren sollten bei einer ersten Untersuchung auf Schlafstörungen berücksichtigt werden. Zusätzlich können viele Faktoren des persönlichen Lebensstils Einfluss haben. Und damit sind wir schon mittendrin, los geht's also mit unserer Schlafformel.

Schlafformel 1: Konditionierung und Routine

Konditionierung und Routine sind zwei Dinge, die für den Schlaf unabdingbar sind. Konditionierung bezieht sich auf die Art und Weise, wie Menschen, aber auch Tiere lernen, Verbindungen zwischen verschiedenen Reizen herzustellen und entsprechende Verhaltensweisen zu entwickeln. Leider ist eine Konditionierung nicht immer nur positiv besetzt, sondern kann auch bei negativen Erlebnissen unser Verhalten beeinflussen. Ein Beispiel sind über Konditionierung entstandene Ängste und Phobien.

Damit Sie es besser verstehen können, stellen Sie sich einmal vor, jemand erlebt eine beängstigende Situation in einem Aufzug, etwa eine Panikattacke. In der Folge könnte die Person schon ängstlich werden, wenn sie nur an einen Aufzug denkt oder einen sieht, denn ihr Gehirn hat den Aufzug mit der Angst verknüpft, die in der auslösenden Situation intensiv erlebt worden ist. Aus evolutionsbiologischer Sicht braucht der Mensch die Konditionierung, weil sie es ermöglicht, auf Ereignisse blitzschnell reagieren zu können, die wichtig für unser Überleben und die Fortpflanzung sind.

Konditionierung spielt auch im Bereich des Lernens eine Rolle: Wenn eine bestimmte Handlung positive Konsequenzen hat (Belohnung), ist es wahrscheinlich, dass die Person oder auch das Tier diese Handlung wiederholt. Wenn die Konsequenzen negativ sind, wird die Handlung weniger wahrscheinlich und das Verhalten geändert. In der Erziehung von Kindern spielt dies sicherlich eine Rolle.

> Durch Konditionierung und regelmäßige Routine lassen sich oft leichtere Schlafprobleme besser bewältigen.

Solche Konditionierungsprozesse haben über die Jahrtausende dazu beigetragen, dass wir als Lebewesen länger überleben und unsere Gene für den Fortbestand des menschlichen Lebens weitergeben können.

Konditionierung: Der Pawlowsche Hund

Was hat Konditionierung mit dem Pawlowschen Hund zu tun? Stellen Sie sich doch einfach einmal einen kleinen Hund vor, nennen wir ihn Max. Max ist immer sehr aufgeregt, wenn es ums Essen geht. Jedes Mal, wenn er sein Futter sieht oder riecht, fängt er an zu bellen. Vielleicht sind Sie selbst Hundebesitzer und kennen ähnliche Situationen dieser ganz natürlichen Reaktion von Hunden.

Eines Tages hat Max' Besitzer, der russische Wissenschaftler Iwan Petrowitsch Pawlow, eine Idee. Er will herausfinden, ob er Max dazu bringen kann, auf ein anderes Signal als Futter zu reagieren. Er nimmt eine Glocke, die Max noch nie zuvor gehört hat, diese läutet er jedes Mal, bevor er Max sein Futter gibt. Max ist zunächst verwirrt, weil er den Klang der Glocke nicht kennt. Nach einigen Wiederholungen der Kombination Glocke und Futter aber geschieht etwas Seltsames. Max bemerkt, dass immer dann, wenn die Glocke läutet, im Anschluss daran sofort das leckere Futter kommt. Iwan Pawlow wiederholt dies mehrmals täglich. Und schließlich bemerkt er, dass Max schon zu sabbern beginnt, sobald er die Glocke hört, obwohl noch gar kein Futter da ist. Die Glocke, die vorher nichts Besonderes war, löst also jetzt die gleiche Reaktion aus wie Futter. Dieses Lernen der Verknüpfung Glocke und Futter wird als klassische Konditionierung oder Pawlowsche Konditionierung bezeichnet.

Das Prinzip der Konditionierung lässt sich auch gezielt auf den Schlaf anwenden. Dabei werden Routinen im Alltag genutzt bzw. konsequent geschaffen, die positive Reize und Verknüpfungen mit dem Schlaf und der Schlafumgebung schaffen, um so die Schlafqualität langfristig zu verbessern. Der Übergang zu den Punkten, die Sie im zweiten Baustein der guten Schlafhygiene finden, ist dabei fließend. Vieles, was unmittelbar die Schlafhygiene – also unmittelbare Schlafgewohnheiten – fördert, zahlt auch auf den Mechanismus einer Konditionierung und Routine ein.

Das Bett ist zum Schlafen da und für Sex

Wir Menschen brauchen eine positive Assoziation mit unserem Bett. Das klingt simpel, ist aber sehr wirkungsvoll. Auf den Punkt gebracht: Das Bett ist zum Schlafen da und für Sex – so sollte es sein. Alle anderen Aktivitäten haben im Bett nichts zu suchen. Wenn wir zudem abends schon mit dem Gedanken ins Bett gehen, dass uns vor der Nacht graut, gehört dies zu den mit schlechtesten Voraussetzungen, die das Einschlafen mit Sicherheit deutlich erschweren werden. Es geht also bei den Konditionierungen und Routinen auch darum zu lernen, gerne ins Bett zu gehen und sich auf die Nachtruhe zu freuen. Das ist ehrlich gesagt oft schwieriger als gedacht.

> Ihr Bett sollte auf natürliche Weise stets positiv mit dem Schlaf in Verbindung gebracht werden.

Es ist uns völlig klar, dass es Ihnen vermutlich schwerfällt, sich auf den Nachtschlaf und die Partnerin oder den Partner zu freuen, wenn Sie unter Ein- und Durchschlafproblemen leiden. Dennoch sollte es gerade dann Ihr Ziel sein, das Bett mit positiven Assoziationen Ihrer persönlichen Ruhe Oase zu verbinden. Wir betonen daher noch einmal, wie wichtig es vor allem ist, das Bett nur zum Schlafen und für Sex zu nutzen. Aus Daten zu diesem Thema, wie z. B. dem DAK Gesundheitsreport, wissen wir, dass sage und schreibe acht von zehn Befragten im Bett Filme oder Serien schauen. Für den einen oder die andere mag das mitunter kein Problem sein, für schlafgestörte Menschen ist es absolut nicht förderlich.

Uns ist bewusst, dass bei steigenden Immobilien- und Mietpreisen nicht alle Menschen genügend Wohnraum haben, um ein separates Schlafzimmer zu gestalten. Hier sollte versucht werden, zumindest den Schlafbereich etwas vom Wohnraum abzugrenzen, um eine eigene Schlafumgebung zu schaffen. Vermeiden Sie im Idealfall auch die Nutzung von Bildschirmen – z. B. Smartphones, Tablets oder Computern – mindestens eine Stunde vor dem Schlafengehen. Lesen Sie hierzu gegebenenfalls noch einmal den Abschnitt über Reizüberflutung und Blaulicht im zweiten Kapitel (siehe Seite 82). Ansonsten ist es aus schlafmedizinischer Sicht egal, ob Sie auf einem Heubett, einem Wasserbett oder einer superteuren Spielmatratze liegen. Schlafen Sie so, wie es für Sie am schönsten und angenehmsten ist.

Angenehme Schlafumgebung schaffen

Die Funktion Ihres Bettes ist der eine, die angenehme Schlafumgebung als solches ein weiterer Aspekt für eine gute Konditionierung und Routine. Vermeiden sollten Sie dabei auch, bei hellem Licht zu schlafen, denn Licht kann den Schlaf-wach-Rhythmus beeinflussen und das Einschlafen erschweren. Nutzen Sie beispielsweise Verdunkelungsvorhänge, um Ihr Schlafzimmer abzudunkeln.

Wahrscheinlich gibt es keine bessere Methode, um sich nachts wach zu halten, als in regelmäßigen Abständen auf den Wecker zu schauen.

Hier sind auch viele digitale Wecker zu nennen oder besser gesagt deren Leuchtziffern, die oft dazu führen, dass in der Nacht ständig auf die Uhr geschaut und der Schlaf durch diese Angewohnheit gestört wird. Mit anderen Worten: Wahrscheinlich gibt es keine bessere Methode, um sich nachts wach zu halten, als in regelmäßigen Abständen auf den Wecker zu schauen. Unser Lösungsvorschlag: Verbannen Sie den Wecker aus dem Schlafzimmer, um die angenehme Schlafumgebung zu fördern. Sie können ihn alternativ etwa im Flur vor der geschlossenen Schlafzimmertür auf einem Tischchen platzieren.

Einige unserer Patientinnen und Patienten haben in der Vergangenheit auch berichtet, dass es hilft, morgens die Bettdecke zum Lüften auszulegen, um sie abends – als Routine bzw. tägliches Ritual – wieder schön herzurichten. Im Idealfall ruht der Kopf auf einem bequemen Kopfkissen, das Sie ebenfalls hergerichtet haben, sodass Ihr Körper das Signal erhält: Schlafenszeit! Das Einrichten einer abendlichen Routine kann vieles dazu beitragen, Körper und Geist auf eine erholsame Nacht vorzubereiten. Dazu sollte auch eine feste Schlafenszeit festgelegt werden, diesen Punkt finden Sie im Baustein zum individuellen Timing ausführlicher (siehe Seite 155).

Die Raumtemperatur ist besonders entscheidend

Aus wissenschaftlichen Studien ist bekannt, dass vor allem ein kühler Kopf für einen guten Schlaf wichtig ist. Das lässt sich auch rasch erklären, denn in Ihrem Gehirn befindet sich eine Schaltzentrale für die Körpertemperatur, die eng in Verbindung wiederum mit Ihrer Schlafqualität steht. Gerade in den heißen Sommermonaten können Sie z. B. ein vorgekühltes Kissen nutzen, einen kalten Waschlappen oder ein vorgekühltes Handtuch, das sich noch angenehm temperiert für Sie anfühlt, auf den Kopf legen.

Aus wissenschaftlichen Studien ist bekannt, dass vor allem ein kühler Kopf für einen guten Schlaf wichtig ist.

So geht's: Nehmen Sie 30 Minuten vor dem Schlafengehen ein Coolpack aus dem Kühlschrank, und wickeln Sie es in einen Waschlappen oder das Handtuch. Legen Sie es vorsichtig und nicht länger als 20 Minuten auf und versuchen Sie, zur Ruhe zu kommen. Eine Routine, mit der Sie zwei Fliegen mit einer Klappe schlagen können: Zum einen signalisieren Sie Ihrem Körper, dass es Schlafenszeit ist, zum anderen konditionieren Sie ihn mit diesem abendlichen Ritual, wenn es regelmäßig angewendet wird.

Tipp: Wenn Sie die Möglichkeit haben, Ihre Raumtemperatur mithilfe einer Klimaanlage zu regulieren, sollte diese im Schlafzimmer in der Regel zwischen 18 und 20 Grad liegen.

Für wohltuende Entspannung sorgen

Eine abendliche Routine, die zugleich die Entspannung noch intensiver fördert, können abendliche Entspannungsrituale sein, wie z. B. das Lesen eines Buches 30 Minuten vor dem Schlafengehen, eine Meditation, leichte Dehnübungen oder auch das Schreiben eines Schlaftagebuchs (siehe Seite 142). Ein warmes Bad kann ebenfalls entspannen und die Muskeln lockern. Dazu können Sie in Ihr warmes Wannenwasser beispielsweise ein paar Tropfen Lavendelöl hinzugeben und sich 20 bis 30 Minuten Zeit nehmen, sich im Wasser zu entspannen und den Geist zur Ruhe kommen zu lassen.

Vor allem bei länger anhaltenden Schlafproblemen sollten Sie nicht aufgeben und konsequent bleiben.

Alle Routinen sollten Sie vor allem konsequent durchführen. Das bedeutet für Sie: Wiederholen Sie die für sich selbst herausgefundene passende Routine wirklich jeden Abend. Dabei ist zu beachten, dass gerade bei länger anhaltenden Schlafproblemen Ihr Körper einige Zeit brauchen wird, um sich an die neue Routine zu gewöhnen und sie zu automatisieren – denken Sie noch einmal an den Pawlowschen Hund. Wenn Sie diese Schritte befolgen und auch die erforderliche Geduld mit sich selbst berücksichtigen, können wir Ihnen sagen, dass viele unserer Patienten im Laufe der Jahre festgestellt haben, dass sie durch Routinen tatsächlich schneller einschlafen und auch besser durchschlafen.

Besonders bewährt haben sich verschiedene Übungsmethoden, um mithilfe bewusst herbeigeführter körperlicher und geistiger Entspannung besser in den Schlaf zu gelangen. So können z. B. Atemübungen, progressive Muskelentspannung oder Meditation helfen, den Übergang in den Schlaf sanfter und angenehmer zu gestalten. Welche Routine und welches Ritual auch für Sie passend und hilfreich sind, es kann zusätzlich sinnvoll sein, sich dafür einen Zeitplan aufzustellen. Damit sichern Sie die Regelmäßigkeit der wohltuenden Rituale ab.

Beispiel: Sie könnten jeden Abend um 21 Uhr mit der abendlichen Routine einer Atemübung beginnen, um sich rechtzeitig vor dem Schlafengehen zu entspannen und allmählich den Tag zu beenden.

Kleine Anleitungen für die entspannte Atmung

Sie haben schon gelernt, welchen großen Einfluss unsere Atmung auf den Entspannungszustand im Schlaf hat. In unserer Schlafformel finden Sie nun eine Aufzählung verschiedener Techniken, die sich aus unserer Erfahrung im Alltag vieler Patientinnen und Patienten bewährt haben. Wir laden Sie ein, die verschiedenen Übungen auszuprobieren. Sie können dann für Ihre abendliche Routine bei der Übung bleiben, mit der Sie am besten zurechtkommen, und die Ihnen am meisten zur Entspannung verhilft. Viel Spaß beim Üben!

Die 4-7-8 Atemtechnik

Effekt: Diese Übung kann das Nervensystem beruhigen und Ängste lindern. Dazu erfolgt die Ausatmung langsamer als die Einatmung. Sie können im Sitzen oder auch im Liegen üben.

So geht's:

- Atmen Sie in entspannter Position langsam durch die Nase ein, zählen Sie dabei bis vier.
- Halten Sie nun die Luft an, zählen Sie dabei bis sieben.
- Dann atmen Sie langsam und vollständig durch den Mund wieder aus, zählen Sie dabei bis acht.
- Wiederholen Sie diesen Vorgang drei- bis viermal. Spüren Sie nach, wie sich Ihr Körper jetzt anfühlt.

Die Bauchatmung

Effekt: Auch diese Übung macht sich das langsame, bewusste Atmen zunutze: Tiefes Atmen bewusst in den Bauch hilft oft, Stress abzubauen und den Geist zu beruhigen. Im stressigen Alltag atmen die meisten von uns zu flach (Brustatmung), der Atem kann also nicht frei fließen. Die Bauchatmung verschafft hier wohltuende Entspannung.

So geht's:

- Legen Sie im Sitzen oder liegend eine Hand auf die Brust, die andere ruht auf dem Bauch.
- Atmen Sie nun langsam durch die Nase ein, während sich der Bauch vorwölbt und ausdehnt.
- Atmen Sie danach durch den Mund aus und spüren Sie, wie sich die Bauchdecke wieder senkt.

- Konzentrieren Sie sich beim Üben darauf, dass die Bewegung des Bauches bewusst größer ist als die der Brust. Wiederholen Sie diesen Vorgang drei- bis viermal. Spüren Sie nach, was sich verändert.

Die Atemzählung

Effekt: Diese Übung können Sie im Alltag einbauen, wann immer Sie sich beispielsweise belastet fühlen. Die bewusste Atemzählung lenkt die Aufmerksamkeit klar auf die Atmung. Allein dieser Fokus kann beispielsweise bei innerer Unruhe helfen, Geist und Körper zu beruhigen.

So geht's:

- Die Position ist beliebig. Sie können etwa auch auf einem Spaziergang üben: Atmen Sie ganz normal und bewusst ein und aus.
- Jetzt beginnen Sie, zu zählen: eins beim Einatmen, zwei beim Ausatmen.
- Fahren Sie auf diese Weise fort, bis Sie insgesamt bis zehn gezählt haben – also fünf Atemzüge lang. Dann beginnen Sie wieder mit eins beim Einatmen.
- Sie können diese Übung beliebig wiederholen: Wenn Sie abgelenkt werden oder die Konzentration verlieren, beginnen Sie beim darauffolgenden Einatmen wieder mit eins. In diesem Fall üben Sie so lange, bis Sie in Ruhe einmal von eins bis zehn mit fünf Atemzügen durchgekommen sind.

Die alternierende Nasenatmung

Effekt: Diese Technik kann helfen, den Körper wieder ins Gleichgewicht zu bringen und Stress abzubauen. Das wechselseitige, alternierende, Nasenatmen ist zur Beruhigung des Nervensystems auch aus dem Yoga bekannt.

So geht's:

- Wählen Sie eine beliebige, aber bequeme Position. Verschließen Sie das rechte Nasenloch mit dem rechten Daumen, atmen Sie dann langsam durch das linke Nasenloch ein.
- Nun verschließen Sie mit Ihrem Ringfinger das linke Nasenloch und öffnen das rechte, um durch das rechte Nasenloch langsam auszuatmen.
- Atmen Sie danach durch das rechte Nasenloch wieder ein, verschließen es wieder mit Ihrem Daumen und öffnen das linke Nasenloch, um durch das linke Nasenloch auszuatmen.
- Diesen Ablauf wiederholen Sie acht- bis zehnmal.

Tipp: Legen Sie eine feste Uhrzeit fest, zu der Ihre abendliche Routine beginnt.

Die Atemvisualisierung

Effekt: Diese Übung verbindet die Atmung mit einer beruhigenden Vorstellung, um den Geist zu entspannen. Werden solche Visualisierungen zur Hilfe genommen, fällt es vielen Menschen leichter, sich auf eine Entspannung einzulassen.

So geht's:

- Atmen Sie in beliebiger Position langsam und gleichmäßig ein und aus.
- Stellen Sie sich nun beim Einatmen vor, dass Sie positive Energie oder Ruhe einatmen. Wie sieht die Energie aus? Wie sieht die Ruhe aus? Welche Farben oder Bilder tauchen vielleicht in Ihnen auf?
- Beim Ausatmen stellen Sie sich vor, dass Sie alle Anspannung, Sorgen oder Stress ausatmen. Welche Bilder, Farben und Symbole tauchen hierfür vielleicht spontan auf? Wie fühlt es sich an, wenn alles von Ihnen abfallen darf und kann? Üben Sie, solange es sich gut anfühlt, spüren Sie dann noch etwas nach.

Die Progressive Muskelentspannung

Neben den vorgestellten Atemübungen kann eine progressive Muskelentspannung (nach Jacobsen) helfen, Ihre Entspannung zu fördern. Es gibt inzwischen verschiedene Techniken und Verfahren, wie der Ablauf beim Üben durchgeführt werden kann. Wir geben Ihnen hier ein Beispiel, wie es viele unserer Patientinnen und Patienten machen.

Effekt: Mithilfe der progressiven Muskelentspannung kann körperliche Anspannung reduziert werden, woraufhin auch der Geist besser zur Ruhe kommen kann. Suchen Sie sich einen ruhigen und bequemen Platz zum Hinlegen. Tragen Sie am besten lockere Kleidung und sorgen Sie auch dafür, dass Sie für diese Übung circa 20 bis 30 Minuten ungestört sind.

Muskelgruppen: Bei der progressiven Muskelentspannung geht es darum, im Wechsel bestimmte Muskelgruppen nach und nach anzuspannen und wieder zu lösen. Wir laden Sie dabei ein, bei Ihren Zehen zu beginnen und sich nach oben zu arbeiten. So können Sie sich gut auf eine Muskelgruppe nach der anderen konzentrieren.

Anspannen: Spannen Sie die jeweilige Muskelgruppe bewusst für circa fünf bis zehn Sekunden an. Halten Sie eine starke Spannung, aber nicht zu stark, um Verletzungen zu vermeiden.

Entspannen: Lassen Sie nach den maximal zehn Sekunden die Spannung plötzlich wieder los und spüren Sie, wie sich Ihre Muskeln entspannen. Viele Patienten berichten über ein z. B. fließendes Gefühl, konzentrieren Sie sich auf Ihr persönliches Entspannungsgefühl.

Pausen: Zwischen den Muskelgruppen pausieren Sie jeweils zehn bis 20 Sekunden, um die Entspannung zu spüren und die Konzentration auf die nächste Muskelgruppe vorzubereiten.

Durchführung: Arbeiten Sie sich in dieser Weise systematisch von den Füßen bis zum Kopf durch den Körper. Folgende Muskelgruppen können Sie dabei nach und nach einbeziehen:

- Zehen und Füße
- Beine (Oberschenkel, Waden)
- Gesäß
- Bauch
- Hände und Arme (Unterarme, Oberarme)
- Schultern
- Nacken
- Gesicht (Augen, Wangen, Kiefer)

Abschluss: Nachdem Sie alle Muskelgruppen durchgegangen sind, bleiben Sie noch einen Moment liegen und genießen das Gefühl der allgemeinen Entspannung. Die progressive Muskelentspannung ist eine wirksame Methode, sich auf den Schlaf vorzubereiten. Probieren Sie ruhig verschiedene An- und Entspannungszeiten aus, und passen Sie die Übungen gegebenenfalls an Ihre eigenen Bedürfnisse an.

Kurzmeditation vor dem Schlafengehen

Zu verschiedenen Meditationstechniken finden Sie u. a. Präsenzkurse oder Videos im Internet bis hin zu Apps, die dabei unterstützen können, das Meditieren zu lernen.

Effekt: Meditationen helfen, den Geist zu beruhigen und negative Gedanken loszulassen, die den Schlaf stören könnten. Auch hier geben wir Ihnen wieder eine Anleitung, wie eine solche Meditation vor dem Schlafengehen aussehen könnte. Wenn Sie sich weiter und intensiver mit dem Thema beschäftigen wollen, kann es auch sinnvoll sein, das Meditieren in entsprechenden Kursen zu erlernen.

Vorbereitung: Suchen Sie sich einen ruhigen und bequemen Ort, an dem Sie einige Minuten ungestört sein können. Setzen Sie sich in eine bequeme Position auf einen Stuhl oder auf den Boden.

Atmung: Beginnen Sie mit einigen tiefen Atemzügen, um Ihren Geist zu beruhigen. Atmen Sie langsam durch die Nase ein und durch den Mund wieder aus.

Fokus: Wählen Sie einen Fokuspunkt für Ihre Meditation. Das kann z. B. Ihr Atem sein, aber auch ein beruhigendes Wort oder ein Mantra, also ein mental fortlaufend wiederholter Satz.

Atembeobachtung: Konzentrieren Sie sich zunächst auf Ihre Atmung. Beobachten Sie den natürlichen Fluss des Atems, wie er ein- und ausströmt. Lassen Sie Ihre Gedanken sanft vorbeiziehen und kehren, wann immer Sie durch diese abgelenkt sind, stets zur Atembeobachtung zurück.

Mantra: Wiederholen Sie nun innerlich Ihren persönlichen Fokuspunkt, das beruhigende Wort oder einen kurzen Satz. Beispiele: „Frieden", „Ruhe", „Ich bin entspannt".

Visualisierung: Stellen Sie sich weiterhin einen ruhigen Ort vor, an dem Sie sich wohlfühlen, der für Geborgenheit und Sicherheit steht. Visualisieren Sie diesen Ort mit möglichst vielen Details.

Dauer: Beginnen Sie mit einer kurzen Meditationszeit von fünf bis zehn Minuten, und steigern Sie diese allmählich, wenn Sie sich wohlfühlen.

Abschluss: Beenden Sie die Meditation, indem Sie langsam zu Ihrer normalen Atmung zurückkehren. Wenn Sie bereit sind, öffnen Sie sanft Ihre Augen.

Tees, die auf eine abendliche Ruhe einstimmen

Wenn es um Routinen und Rituale geht, dürfen Entspannungstees auch nicht in unserer Schlafformel fehlen. Tees können beruhigen und dabei unterstützen, Stress abzubauen. Verzichten Sie aber auf teeinhaltige Tees (grüner und schwarzer Tee). Teein ist ein Pflanzenstoff (Polyphenol), der sich nur geringfügig von Koffein unterscheidet. Das Problem ist, dass Teein die gleiche wach machende Wirkung hat, diese dabei zwar später einsetzt, dafür aber länger anhält. Teeinhaltige Tees sollten daher spätestens am frühen Nachmittag getrunken werden, um den Schlaf nicht zu stören.

Zur Entspannung am Abend empfehlen wir Ihnen eher Kräutertees: Kamille, Lavendel oder Baldrianwurzel (siehe Tabelle).

Trinken Sie von der Sorte Ihrer Wahl etwa eine Stunde vor dem Schlafengehen eine Tasse, um sich zu entspannen und auf einen erholsamen Schlaf vorzubereiten.

Experimentieren Sie und finden Sie heraus, was für Sie am besten funktioniert.

Entspannungs- und schlaffördernde Tees

TEESORTEN	EIGENSCHAFTEN
Kamillentee	natürliches Beruhigungsmittel
Lavendeltee	entspannend, reduziert Stress und Angst
Baldrianwurzeltee	entspannend, schlafverbessernd, schmerzlindernd
Passionsblumentee	entspannend, stressabbauend
Pfefferminztee	entspannend, lindert Muskelspannungen
Zitronenmelissentee	beruhigend, reduziert Angstzustände
Hopfentee	entspannend, fördert den Schlaf, verdauungsfördernd, entzündungshemmend
Ingwertee	leicht entspannend, lindert Übelkeit und Unwohlsein
Melissentee	entspannend, lindert Nervosität
Rooibostee	beruhigend, magenfreundlich (koffeinfrei), unterstützt Herz und Kreislauf, reich an schützenden Pflanzenstoffen (Antioxidantien)
Fencheltee	unterstützt die Verdauung, vermeidet Unwohlsein
Kräutermischungen (ohne schwarzen und grünen Tee)	beruhigende Kombination, je nach den persönlichen Vorlieben und Bedürfnissen

Mein Tagebuch zum guten Schlaf

Mithilfe eines Schlaftagebuchs lassen sich Sorgen und permanent kreisende Gedanken besser kontrollieren, analysieren oder auch einfach von der Seele schreiben.

Das Traumtagebuch haben Sie im ersten Kapitel bereits kennengelernt. Bei Einschlafstörungen kann auch das Führen eines Schlaftagebuchs helfen. Und falls Sie gerade überlegen, ob das wirklich sinnvoll ist, unsere Antwort lautet: Ja. Ein Schlaftagebuch kann definitiv beruhigen. Vor allem, wenn die Gedanken während des Schlafens oft kreisen und man sich z. B. nicht von der Arbeit oder privaten Problemen lösen kann. Sie können dort nämlich alle Probleme und Sorgen hineinschreiben, was wiederum bedeutet, dass Sie sich schon vor dem Einschlafen damit auseinandersetzt und mitunter Belastendes schon von der Seele geschrieben haben.

Andererseits kann allein das Schlaftagebuch als solches ein schönes abendliches Ritual sein, bei dem wiederum eine Konditionierung stattfindet, denn der Körper stellt sich nach und nach darauf ein, dass nach dem Tagebuchschreiben geschlafen wird. Denken Sie noch einmal an den Pawlowschen Hund: Verbindet Ihr Organismus das Schlaftagebuchschreiben mit Entspannung und Schlaf, wird er zunehmend dieses Signal verstehen, um seine Melatoninproduktion hochzufahren und weitere Vorbereitungen für den Schlaf zu treffen. Sobald Ihr Körper Ihnen das Signal sendet, müde und schläfrig zu sein, sollten Sie dann aber auch den Stift beiseitelegen und das Einschlafsignal keinesfalls ignorieren.

Es gibt unzählige Schlaftagebücher in den unterschiedlichsten Ausführungen, in denen auch Rubriken für die verschiedensten Dinge vorgesehen sind. So können Schlaftagebücher auch Tagesroutinen beinhalten oder Kommentarspalten, wie Sie sich tagsüber fühlen. Auch Mahlzeiten (vor allem abends) können notiert werden. Wie Sie schon wissen, und auch noch in der Schlafformel der guten Schlafhygiene vertiefen werden (siehe Seite 146), können verschiedene Nahrungsmittel den Schlaf massiv stören – oder eben auch fördern. Im Schlaftagebuch festgehalten, werden Ihnen solche Zusammenhänge eher bewusst. Natürlich können Sie sich auch selbst in einem leeren Notizbuch ein eigenes Schlaftagebuch mit den Ihnen wichtigen Rubriken anlegen. Wie das aussehen könnte, sehen Sie in der Tabelle.

Vorlage Schlaftagebuch (Beispiel)

DATUM	
Uhrzeit, zu der ich ins Bett gegangen bin	
Uhrzeit, zu der ich aufgewacht bin	
Gesamtdauer meines Schlafs	
Schlafqualität auf einer Skala von 1 bis 10	
Abendliche Aktivitäten	
Uhrzeit, zu der ich zuletzt gegessen habe	
Uhrzeit der Ausschaltung von Bildschirmen, Smartphone oder Fernsehen	
Entspannungstechniken vor dem Schlafengehen	
Schlafumgebung	
Raumtemperatur	
Helligkeit im Raum	
Lärmpegel	
Bequemlichkeit der Matratze und Kissen	
Schlafgewohnheiten	
Bin ich aufgewacht während der Nacht? Wenn ja, wie oft und warum?	
Hatte ich Albträume oder lebhafte Träume? Oder habe ich Schnarchprobleme?	
Gab es Atemaussetzer (Schlafapnoe)?	
Sonstige Anmerkungen	
Besondere Ereignisse tagsüber oder Stressfaktoren	
Körperliche Aktivität tagsüber	
Einnahme von Schlafmitteln oder anderen Medikamenten	
Sonstige bemerkenswerte Beobachtungen	

Das Schlaftagebuch kann dabei helfen, potenzielle Probleme zu erkennen, um mit gezielten Anpassungen die Schlafqualität nachhaltig zu verbessern.

Sie können problemlos diese Vorlage herauskopieren und nutzen, um regelmäßig Ihre Schlafgewohnheiten, Schlafmuster und auch Auswirkungen auf Ihr Wohlbefinden am Tag zu notieren. Natürlich können Sie dieses Protokoll auch um weitere Punkte ergänzen oder Punkte weglassen, die Ihnen weniger wichtig sind.

Mit täglichen Notizen zu wirkungsvollen Veränderungen

Sollte Ihnen das Schlaftagebuch zu umfangreich sein, haben wir noch eine spannende Alternative für Sie: Schon das Aufschreiben einfacher täglicher Notizen kann helfen, Ihren Schlaf zu optimieren. Wenn Sie z. B. regelmäßig Notizen über Ihre Schlafumgebung, Ihre Aktivitäten vor dem Schlafengehen, bestimmte Schlafgewohnheiten und andere relevante Faktoren machen, können Sie ebenfalls rasch Muster erkennen, die gegebenenfalls Störfaktoren darstellen, und gezielte Veränderungen vornehmen. Sie haben die Wahl, was Sie notieren oder wie umfangreich Ihre Notizensammlung wird. Die Vorteile von täglichen Notizen auf einen Blick:

1. Identifizieren möglicher Probleme

Sie können wiederkehrende Muster oder Faktoren identifizieren, die Ihren Schlaf stören können, z. B.: „Heute habe ich nach einem recht späten Abendessen gegen 21 Uhr sehr schlecht geschlafen“, oder: „Tagsüber: Übermäßige Bildschirmzeit bis in den Abend, Stress mit meinem Vorgesetzten.“

2. Schaffen eines Bewusstseins für den eigenen Körper

Indem Sie Ihre Schlafgewohnheiten und Dinge, die Ihnen rund um den Schlaf auffallen, aufschreiben, werden Ihnen deren Auswirkungen bewusster – die Basis für positive Veränderungen.

3. Bessere Entscheidungsfindung
Die gesammelten Daten können Ihnen helfen, fundierte Entscheidungen darüber zu treffen, welche der Veränderungen Sie vornehmen wollen und sollten, um Ihren Schlaf zu verbessern. Die Notizen können Sie dazu beispielsweise nummerieren und auf diese Weise priorisieren.

4. Erkennen von Verbesserungen und guten Schlafhelfern
Wenn Sie Änderungen an Ihren Gewohnheiten vornehmen, können Sie anhand Ihrer Aufzeichnungen überprüfen, ob sich Ihre Schlafqualität mit der Zeit auch verbessert oder vielleicht eine andere Veränderung ausprobiert werden sollte.

5. Denkzettel für das ärztliche Gespräch bzw. mit Fachleuten
Wenn Sie Schlafprobleme haben, dann können die gesammelten Daten Ärztinnen und Ärzten helfen, eine genauere Diagnose zu stellen, um gezielte Behandlungsempfehlungen auszusprechen.

Schlafformel 2: Gute Schlafhygiene

Unter Schlafhygiene versteht man die Förderung gesunder Schlafgewohnheiten.

Wie man sich bettet, so liegt man. Viele Empfehlungen des ersten Bausteins unserer Schlafformel nach Heiser & Sommer gehen Hand in Hand mit einer guten Schlafhygiene. Darunter versteht man die Förderung gesunder Schlafgewohnheiten, wobei viele dieser Gewohnheiten eben auch für eine gute Konditionierung und gewisse Routine sorgen. Alle Maßnahmen unserer Schlafformel greifen so als ein Programm ineinander. Aspekte, die oft situativ bzw. unmittelbar den Schlaf beeinträchtigen können – wie z. B. Ihre Ernährung, körperliche Bewegung oder auch eine Unterstützung mit natürlichen Schlafmitteln und Pflanzenstoffen –, wollen wir Ihnen in diesem zweiten Baustein vorstellen.

Die Geschichte der Schlafhygiene reicht viele Jahrhunderte zurück. Schon der griechische Arzt Hippokrates betonte im fünften Jahrhundert v. Chr. die Notwendigkeit von Ruhe und Schlaf und erkannte, dass viele Umweltfaktoren wie auch Lärm und Licht den Schlaf stören. Dies war bereits der Grundstein für die heutige Schlafhygiene. Doch erst im 17. und 18. Jahrhundert, und mit dem zunehmenden Verständnis für biologische Aspekte des Schlafs, begannen Wissenschaftler, sich intensiver mit dem Schlaf und einer Schlafhygiene zu beschäftigen. Im 18. Jahrhundert erkannte beispielsweise der britische Arzt Robert Whytt den Zusammenhang zwischen Licht und Dunkelheit und dem menschlichen Schlafrhythmus. Erst im 19. Jahrhundert jedoch begann man, die konkreten Auswirkungen der Schlafgewohnheiten systematisch zu untersuchen.

In der Wissenschaft hat sich das Verständnis von Schlaf und für die Notwendigkeit einer Schlafhygiene im modernen Alltag stetig weiterentwickelt.

Mit der Industrialisierung, den damit veränderten Lebensbedingungen und Arbeitszeiten, entstanden schließlich die ersten Empfehlungen zur Schaffung einer geeigneten Schlafumgebung. In den 1920er- und 30er-Jahren gewannen Konzepte der Schlafhygiene weiter an Bedeutung, und auch die ersten Schlafkliniken wurden gegründet. Der Begriff der Schlafhygiene wurde jedoch erst im Jahr 1977 von dem Psychiater Peter Hauri geprägt, der eine Liste mit Regeln entwickelte, die den erholsamen Schlaf fördern sollten. Er betonte dabei insbesondere die Bedeutung von Verhaltensänderungen und Umweltanpassungen. In den Folgejahren veröffentlichten verschiedene Forschende unzählige andere Versionen einer solchen Liste mit Schlafhygieneregeln.

Für uns ist heute in der modernen Schlafmedizin die Schlafhygiene ein wesentlicher Bestandteil, der zudem auch in der allgemeinen Gesundheitsförderung eine immer größere Rolle einnimmt. Die Einflüsse des modernen Lebensstils und der digitalen Technologien haben wir im zweiten Kapitel ja schon ausführlich besprochen. Sie machen Empfehlungen zur Schlafhygiene relevanter denn je.

Körperliche Aktivität am Tag

Der gesunde Schlaf, die Ernährung und – genau – ausreichend Bewegung und Sport sind wesentliche Säulen der Gesundheitsvorsorge. Entsprechende Verhaltensweisen bedingen sich, wie schon gesagt, gegenseitig: Wer sich regelmäßig bewegt, kann also seine Schlafqualität verbessern, indem er Stress abbaut, die Stimmung hebt und den Körper auf natürliche Weise ermüdet. Aber auch ein tieferer Schlaf wird gefördert, da Sport das Nervensystem beruhigt und den Übergang von der Tiefschlafphase in die Traumphase (REM) erleichtert. Zudem werden überschüssige Energie sowie Muskelverspannungen durch Bewegung oftmals gut abgebaut bzw. gelöst.

> Körperliche Aktivität im hellen Tageslicht unterstützt die Regulation des Schlaf-wach-Rhythmus und fördert auf diese Weise die Schlafqualität.

Besonders aktive Menschen berichten uns häufig über eine verkürzte Einschlafzeit. Wissenschaftlich betrachtet vermutet man, dass dies darauf zurückzuführen ist, dass körperliche Aktivität die Körpertemperatur erhöht und anschließend wieder abkühlt. Ein Effekt, der für das Einschlafen notwendig ist und dieses deutlich erleichtert, vergleichbar mit der schlaffördernden Wirkung eines warmen Wannenbades. Durch die Bewegung im hellen

Tageslicht wird auch der natürliche Schlaf-wach-Rhythmus stabilisiert. Ähnlich wie bei einem Powernap, kommt es aber auf die richtige Balance der Intensität, Dauer und Uhrzeit an. So können sehr intensive körperliche Aktivitäten kurz vor dem Schlafengehen sogar kontraproduktiv sein, da sie den Körper derart aktivieren, dass die Produktion des Schlafhormons Melatonin beeinträchtigt wird.

Regelmäßige moderate körperliche Aktivität über den Tag verteilt fördert den besseren Schlaf.

Unsere Empfehlung: Grundsätzlich gilt, dass regelmäßige moderate körperliche Aktivität über den Tag verteilt den besseren Schlaf fördert, z. B. Gehen, Laufen, Radfahren oder Schwimmen. Intensive Trainingseinheiten sollten mindestens drei bis vier Stunden vor dem Schlafengehen beendet werden. Legen Sie ein intensives Sportprogramm eher in die Morgen- oder Mittagsstunden. Zu dieser Zeit kommt Ihnen insbesondere auch das helle natürliche Tageslicht zugute, das den biologischen Schlaf-wach-Rhythmus regulieren hilft. Sie können beispielsweise auch einen Spaziergang in der Mittagspause einplanen. Ein abendlicher kurzer Spaziergang (30 Minuten) kann darüber hinaus ein schönes Ritual sein, den Tag zu beenden und zur Ruhe zu kommen.

Meine schlaffördernde Ernährung

Gut erforscht ist, dass bestimmte Nahrungsmittel und Getränke den Schlaf fördern oder stören können.

Gut erforscht ist auch, dass bestimmte Nahrungsmittel und Getränke den Schlaf fördern oder stören können. Im zweiten Kapitel haben wir Sie bereits dafür sensibilisiert, schwere und fettige Mahlzeiten kurz vor dem Schlafengehen zu vermeiden, da diese die Verdauung beeinträchtigen und so zum Störfaktor werden können. Wählen Sie stattdessen leichtere Mahlzeiten, die leicht verdaulich sind. Dazu gehören beispielsweise mageres Eiweiß, Gemüse und Vollkornprodukte. Empfehlenswert sind auch Nahrungsmittel wie Eier, Hülsenfrüchte oder dunkelgrünes Gemüse. Darin stecken u. a. B-Vitamine, vor allem Vitamin B6, B9 (Folsäure) und B12 sind am Stoffwechsel beteiligt und beeinflussen den Schlaf-wach-Rhythmus. Indirekt können sie an der Schlafregulierung beteiligt sein, indem sie die Produktion bestimmter Botenstoffe in den Nervenzellen unterstützen.

Für eine bessere Schlafqualität ist es empfehlenswert, schwere und reichhaltige Mahlzeiten circa zwei bis drei Stunden vor dem Schlafengehen zu vermeiden.

Bei den Getränken gilt es, vor allem Koffein und Alkohol zu vermeiden, ebenfalls Störfaktoren für Ihren Schlaf, die Sie schon kennengelernt haben. Versuchen Sie, auf Koffein und Alkohol mindestens einige Stunden vor dem Schlafengehen zu verzichten und stattdessen auf koffeinfreien Tee oder Wasser auszuweichen. Idealerweise sollten Sie Koffein bereits ab 13 Uhr nicht mehr trinken, da die Substanz bis zu elf Stunden im Körper wirken und somit den Schlaf negativ beeinflussen kann. Wie immer gilt aber auch hier, für sich selbst herauszufinden, was funktioniert und was nicht. Es gibt immer wieder Menschen, die berichten, dass sie trotz Koffeingenuss – sogar unmittelbar vor dem Schlafengehen – gut schlafen können.

Ausreichend Magnesium und Kalzium

Da der Mineralstoff Magnesium an sehr vielen Reaktionen in unserem Körper beteiligt ist – u. a. an der Entspannung von Muskeln und der Förderung von Ruhe und Schlaf –, wollen wir ihm kurz unsere Aufmerksamkeit schenken. Ein Magnesiummangel kann tatsächlich mit Schlafstörungen in Verbindung gebracht werden. Nahrungsmittel, wie z. B. Gemüse, Nüsse, Samen und Vollkornprodukte, sorgen dafür, dass der Körper ausreichend mit Magnesium versorgt wird. Auch Kalzium ist wichtig für die Aufrechterhaltung der Muskelkontraktionen und bestimmter Nervenfunktionen. Das bedeutet: Ein ausreichender Kalziumspiegel kann ebenfalls dazu beitragen, dass Sie sich entspannen können und besser schlafen. Kalzium ist vor allem in Milchprodukten enthalten, steckt aber ebenfalls in dunkelgrünem Gemüse, Nüssen und Samen.

Um eine bessere Übersicht über Ihre Schlafhygiene zu haben, haben wir Ihnen die folgende Tabelle mit einer Auswahl häufiger und wichtiger Nahrungsmittel zusammengestellt.

Schlaf und Ernährung

WIRKUNG SCHLAFFÖRDERNDER NAHRUNGSMITTEL		WIRKUNG SCHLAFSTÖRENDER NAHRUNGSMITTEL	
Kohlen-hydrate	Vollkornprodukte, Haferflocken oder z. B. eine Portion Vollkornreis mit gedünstetem Gemüse können den Blutzuckerspiegel stabil halten, was zu besserem Schlaf beitragen kann.	Fettreiche Speisen	Schwere, fettreiche Mahlzeiten, Fast Food, Pizza und Co. können die Verdauung beeinträchtigen, zu Unwohlsein führen und den Schlaf stören.
Tryptophan-reiche Nahrungsmittel	Truthahn, Hühnchen, Käse, Nüsse und Samen enthalten Tryptophan. Die Aminosäure kann die Melatonin- und Serotoninproduktion fördern.	Scharfe Nahrungsmittel	Scharfe Speisen können mit z. B. Sodbrennen und Magenbeschwerden einhergehen und den Schlaf negativ beeinträchtigen.
Magnesium- und kalzium-reiche Nahrungsmittel	Nahrungsmittel wie grünes Blattgemüse, Bananen, Nüsse und Samen sind reich an diesen Mineralstoffen, die eine Muskelentspannung fördern können.	Zuckerreiche Nahrungsmittel	Zuckerhaltiges und hohe Zuckermengen können zu kurzen Blutzuckerspitzen mit darauffolgenden Abfällen führen, was den Schlaf stört.
Koffeinfreie Tees und Mineralwasser	Aber auf die Menge achten (!), da große Mengen auch gesunder Flüssigkeit vor dem Schlafen zu nächtlichem Harndrang und Aufwachen führen können.	Koffein, Teein	Getränke wie Kaffee, Tee und Energydrinks können den Schlaf beeinträchtigen, insbesondere am Nachmittag oder Abend daher vermeiden.
Milchprodukte und Getränke	Milchprodukte wie Hüttenkäse oder Joghurt enthalten Kalzium und beruhigendes Tryptophan, auch das bekannte Glas warme Milch vor dem Schlafengehen.	Alkohol	Obwohl Alkohol anfänglich sedierend wirken kann, kann er später im Schlafzyklus zu gestörtem Schlaf und mehr nächtlichem Aufwachen führen.

Snacken und gut schlafen – kein Widerspruch

Ein kleiner, gesunder Snack vor dem Schlafengehen – darf ich mir das gönnen? Die Antwort: Das von vielen geliebte Betthupferl kann durchaus förderlich sein, aber nur, wenn es Kohlenhydrate und die Aminosäure Tryptophan enthält. Die Tabelle gibt Ihnen einen Überblick über kleinere Snacks, die am Abend durch ihre schlaffördernde Wirkung gut geeignet sind, und die eher störenden Snacks, die es zu vermeiden gilt, um ruhig und erholsam durchzuschlafen.

Beobachten Sie, was Sie wann gut vertragen, um Ernährungsbausteine zu identifizieren, die zu Ihrer persönlichen Schlafqualität beitragen.

Schlaf und Snacken

SCHLAFFÖRDERNDE SNACKS	SCHLAFSTÖRENDE SNACKS
• Vollkornbrot mit Hüttenkäse und etwas Honig • Haferflockenbrei mit Banane und Mandeln • Naturjoghurt mit Beerenfrüchten • Mandel (eine Handvoll) • Käse (z. B. ein kleines Stück Briekäse)	• Schokolade und andere Süßigkeiten in großen Mengen • Chips und fettreiche Snacks • Koffeinhaltige Energieriegel • Snacks mit hohem Salzgehalt (z. B. Salzstangen und Cracker)

Pflanzliche Helfer aus der Naturheilkunde

Eine kleine Übersicht über verschiedene Kräuter und Pflanzen, die beim Einschlafen helfen können, haben Sie bereits beim abendlichen Teeritual unserer Schlafformel für die Konditionierung und Routine kennengelernt. Jetzt möchten wir gezielt auf pflanzliche bzw. naturheilkundliche Produkte eingehen, die einerseits als Bestandteil Ihrer täglichen Ernährung zur guten Schlafhygiene beitragen können, andererseits aber auch in verschiedenen apothekenpflichtigen Schlafmitteln oder frei verkäuflichen Nahrungsergänzungsmitteln als Wirkstoffe eingesetzt werden. Bei vielen Patientinnen und Patienten sind entsprechende Präparate oft beliebt, weil sie im Vergleich mit den in Kapitel zwei besprochenen

In erster Linie handelt es sich dabei um Produkte, die das Ein- und Durchschlafen fördern sollen.

verschreibungspflichtigen, synthetischen Schlafmitteln als sanftere Lösung empfunden werden.

Wir möchten an dieser Stelle betonen, dass es auch bei pflanzlichen Mittel durchaus unterschiedliche Reaktionen geben kann. Bitte denken Sie also noch einmal daran: Bei länger andauernden und vor allem stärkeren Schlafproblemen ist es immer ratsam, eine Schlafmedizinerin oder einen Schlafmediziner aufzusuchen, um eine fundierte Beratung über entsprechende Präparate und eine geeignete individuelle Behandlung zu erhalten.

Baldrian – seit Jahrhunderten als Heilpflanze geschätzt

Vor allem Menschen mit gelegentlichen Schlafstörungen oder Einschlafproblemen können von Baldrian profitieren.

Eines der bekanntesten und am häufigsten verwendeten pflanzlichen Schlafmittel ist Baldrian. Es handelt sich um eine mehrjährige Pflanze, die hauptsächlich in Europa, Asien und Nordamerika beheimatet ist. Sie wird bis zu 1,5 Meter hoch, hat gefiederte Blätter und duftet mit ihren rosa oder weißen Blüten. Baldrian wurde als Heilpflanze bereits im antiken Griechenland und im alten Rom für seine beruhigende Wirkung geschätzt. Im Mittelalter nutzte man die Pflanze gegen verschiedene Beschwerden, wie z. B. Schlaflosigkeit, Nervosität und Verdauungsstörungen.

Der genaue Wirkmechanismus von Baldrian auf den Schlaf ist wissenschaftlich noch nicht vollständig verstanden. Man geht jedoch davon aus, dass seine Inhaltsstoffe an Rezeptoren im Gehirn binden, die wiederum hemmend auf das Nervensystem wirken. Dies scheint zur Entspannung und Beruhigung beizutragen, weswegen Baldrian auch häufig als pflanzliches Schlafmittel verwendet wird, um die Einschlafzeit zu verkürzen und die Schlafqualität zu verbessern. Verschiedene Darreichungsformen sind erhältlich: Tinkturen, Kapseln, Extrakte und Tees. Die meisten dieser Produkte werden etwa 30 Minuten bis eine Stunde vor dem Schlafengehen eingenommen.

Hinweis: Die Wirkung von und Reaktion auf Baldrian kann individuell sehr unterschiedlich sein. Bei manchen tritt die Wirkung sofort ein, bei anderen erst nach Tagen oder auch gar nicht. Baldrian gilt zudem einerseits als sehr sicheres Mittel, dennoch können Nebenwirkungen wie Magen-Darm-Beschwerden auftreten. Auch die Reaktionsfähigkeit kann am nächsten Tag beeinträchtigt sein, sodass wir empfehlen, nach einer Einnahme von Baldrianpräparaten nicht aktiv am Straßenverkehr teilzunehmen. Personen mit schweren Vorerkrankungen (z. B. Lebererkrankungen) oder Schwangere sollten vor einer Einnahme auf jeden Fall immer ärztlichen Rat einholen. So kann die Kombination pflanzlicher Präparate und anderer Medikamente zu Problemen führen.

Baldrian ist bei alledem nicht die einzige pflanzliche Substanz, die den Schlaf beeinflussen kann. Weitere pflanzliche Stoffe und deren Wirkung auf den Schlaf sowie mögliche Darreichungsformen haben wir wieder in einer Tabelle zusammengefasst, wiederum ohne Anspruch auf Vollständigkeit. Sicherlich gibt es noch weitere Substanzen oder pflanzliche Produkte aus der Natur wie auch apothekenpflichtige Präparate, die möglicherweise eine schlaffördernde oder schlafverbessernde Wirkung haben können. Bei der Fülle des Angebotes, das es hier inzwischen gibt, ist es aus unserer Sicht ratsam, vor der Einnahme von z. B. ätherischen Ölen, konzentrierten Tinkturen oder pflanzlichen Nahrungsergänzungsmitteln (frei verkäuflich oder apothekenpflichtig) ärztliche Rücksprache zu halten. Insbesondere dann, wenn Sie bereits Medikamente gegen andere Erkrankungen einnehmen.

Schlaf und Naturheilkunde

PFLANZENSTOFF	WIRKUNG AUF DEN SCHLAF	MÖGLICHE QUELLEN UND DARREICHUNGSFORMEN
Baldrian (Valerian root)	Beruhigung, Verbesserung der Schlafqualität	Tee, Wurzelextrakte bzw. Nahrungsergänzungsmittel
Kamille	Beruhigung, Unterstützung beim Einschlafen	Tee, ätherisches Kamillenöl
Hafer (Avena sativa)	Beruhigung, Schlafförderung	Haferflocken, Extrakte
Gingko biloba	Entspannung, Verbesserung der Schlafqualität	Extrakte bzw. Nahrungsergänzungsmittel
Rosenwurz (Rhodiola rosea)	Stressabbau, Verbesserung der Schlafqualität	Extrakte bzw. Nahrungsergänzungsmittel
Passionsblume	Entspannung, Schlafförderung	Tee, Passionsblumenextrakte bzw. Nahrungsergänzungsmittel
Indisches Basilikum (Tulsi)	Entspannung, Stressabbau	Tee, Nahrungsergänzungsmittel
Lavendel	Entspannung, Beruhigung, Schlafförderung	Ätherisches Lavendelöl, Duftkissen
Hopfen	Beruhigung, Entspannung, Unterstützung beim Einschlafen, Verbesserung der Schlafqualität	Tee, Hopfenzapfen, Duftkissen, Extrakte bzw. Nahrungsergänzungsmittel
Melisse	Beruhigung, Unterstützung bei leichteren Schlafstörungen	Tee, ätherisches Melissenöl
Johanniskraut	Unterstützung bei leichteren Schlafstörungen	Extrakte bzw. Nahrungsergänzungsmittel
Kava Kava	Beruhigung, Entspannung	Wurzelextrakte bzw. Nahrungsergänzungsmittel
Ashwagandha	Stressabbau, Verbesserung der Schlafqualität	Extrakte bzw. Nahrungsergänzungsmittel
Königskerze	Beruhigung, Hustenunterdrückung	Tee, Extrakte bzw. Nahrungsergänzungsmittel

Schlafformel 3: Der Zeitpunkt des Schlafs

Der Schlaf-wach-Rhythmus, der Ihnen aus dem ersten und zweiten Kapitel schon gut vertraut ist, hat die besonders entscheidende Rolle für Schlafqualität, Gesundheit und allgemeines Wohlbefinden. Zur Erinnerung: Ein regelmäßiger Schlaf-wach-Rhythmus ist wichtig, damit sich Ihr Körper an eine konstante Schlafenszeit gewöhnt, was wiederum zu einer gewissen Konditionierung beiträgt und Ihren Schlaf langfristig verbessern hilft.

> Der menschliche Körper ist so konstruiert, dass er einem natürlichen 24-Stunden-Rhythmus folgt.

Feste Zubettgehzeiten fördern den Schlaf

Dazu sollte eine feste Schlafenszeit festgelegt werden, zu der man normalerweise zu Bett geht. Diese sollte möglichst eingehalten werden: Gehen Sie jeden Tag idealerweise zur gleichen Zeit ins Bett, und stehen Sie – auch am Wochenende – zur gleichen Zeit auf. Sie könnten sich z. B. vornehmen, jeden Tag wirklich spätestens um 22 Uhr ins Bett zu gehen und um sechs Uhr morgens aufzustehen. Der menschliche Körper ist einfach so konstruiert, dass er einem natürlichen 24-Stunden-Rhythmus folgt. Im Allgemeinen gilt, dass der Schlaf zu biologisch günstigen Zeiten auch tiefer und erholsamer ist.

Nun könnten Sie einwerfen, dass Sie das schon versucht haben, aber nach 20 oder 30 Minuten immer noch nicht eingeschlafen waren. Unser Tipp: Stehen Sie in diesem Fall wieder auf und beschäftigen Sie sich mit anderen leichten Dingen (z. B. Lesen), um dann, wenn Sie müde sind, wieder ins Bett zu gehen. Denken Sie auch noch einmal daran, dass Ihr Alltag im Idealfall immer spätestens 30 Minuten bis eine Stunde vor dem Schlafengehen beendet sein sollte. So schaffen Sie einen zeitlichen Puffer für den Übergang in die Entspannung und Ihren persönlichen Schlafmodus.

Besser schlafen trotz Schichtarbeit

Feste Zubettgehzeiten sind für viele Menschen, die in Schichtarbeit tätig sind, schwierig umzusetzen. Und die wechselnden Arbeitszeiten sind aus schlafmedizinischer Sicht tatsächlich besonders problematisch.

> Um die Auswirkungen der Schichtarbeit zu minimieren, ist es hilfreich, die Lichtverhältnisse anzupassen.

Um die Auswirkungen zu minimieren, ist es hilfreich, die Lichtverhältnisse anzupassen. Beim Aufwachen vor der Nachtarbeit sollte helles Licht verwendet werden, während das Licht auf dem Nachhauseweg und zu Hause gedämpft werden sollte. Eine optimierte Schlafumgebung mit einem dunklen, kühlen und ruhigen Raum kann ebenfalls hilfreich sein. Sinnvoll sind auch regelmäßige Pausen während der Schicht, wobei schnelle Schichtwechsel möglichst vermieden werden sollten. Die bewusste Einnahme von Koffein kann die Wachsamkeit erhöhen, sollte aber dennoch wie auch Alkohol kurz vor dem Schlafengehen vermieden werden. Auch wenn die Schlafzeiten variieren, kann eine feste Einschlafroutine gut unterstützen, das schon erwähnte Lesen eines Buchs beispielsweise oder Entspannungsübungen. Wenn diese Anpassungen nicht ausreichen, kann es ratsam sein, einen Schlafexperten aufzusuchen, der individuelle Strategien und gegebenenfalls individuell höher dosierte, verschreibungspflichtige Medikamente (z. B. Melatoninpräparate) empfehlen kann.

Für alle, die zu üblichen Dienstzeiten tagsüber beruflich tätig sind, gilt: Ein Leistungsabfall am späten Mittag bzw. Nachmittag ist normal. Die Schwankungen der Leistungsfähigkeit im Tagesverlauf haben Sie ja in Kapitel eins ausführlich kennengelernt. Das bedeutet zugleich, dass es starke individuelle Unterschiede hinsichtlich des optimalen Schlafzeitpunkts geben kann. Hier sind auch die verschiedenen Chronotypen zu berücksichtigen – Sie erinnern sich an die Eulen und die morgenaktiven Lerchen (siehe Seite 45).

Wenn es Ihnen schwerfällt, morgens früh aufzustehen und aktiv zu sein, oder wenn Sie erst abends produktiv werden und Energie haben, könnten Sie die innere Uhr eher einer Eule haben. Ihre Schlafenszeit könnte also am Abend später beginnen. Bei den Lerchen ist es genau umgekehrt. Allerdings sollte man bedenken, dass diese Chronobiologie davon ausgeht, dass jeder Mensch auch ausreichend Nachtschlaf bekommt. Sicherlich werden viele von uns morgens Probleme mit dem Aufstehen haben – das aber nicht, weil sie alle Eulen sind, sondern weil man z. B. zu einer bestimmten Uhrzeit am Arbeitsplatz sein muss und zu wenig geschlafen hat.

Eulen haben oft Probleme, früh aufzustehen und morgens voller Energie zu sein.

Hilfreich kann in allen Fällen ein Schlaftagebuch sein. Das Festhalten von Aufsteh- und Zubettgehzeiten über einen längeren Zeitraum kann Einblick geben, ob die Regelmäßigkeit der Schlafzeiten (auch bei Schichtarbeit) weitgehend gegeben ist. Anderenfalls können Sie mithilfe Ihrer Aufzeichnungen Faktoren aufdecken, die regelmäßige Schlafenszeiten stören, und die Sie verändern wollen und können. Eine Vorlage für Ihr Schlaftagebuch finden Sie im Kapitel Konditionierung und Routine.

Das Paradoxon der Schlafrestriktion

Damit sind wir bei einem recht faszinierenden Thema angekommen: der Schlafrestriktion. Sie kann langfristig dazu beitragen, dass sich der Schlafzyklus normalisiert, die Tagesmüdigkeit reduziert und die Schlafqualität signifikant erhöht wird. Jedoch ist gleich vorab wichtig zu betonen, dass eine Schlafrestriktion ausschließlich unter schlafmedizinischer und ärztlicher Aufsicht bzw. in enger Zusammenarbeit mit den behandelnden Ärzten durchgeführt werden sollte. Dabei ist auch im Vorfeld zu klären, ob die betroffene Person dafür geeignet ist, um Komplikationen zu vermeiden.

Die Schlafrestriktion verfolgt hauptsächlich zwei Ziele:

1. Verbesserung der Schafassoziationen
Durch die Begrenzung der Schlafzeit wird der Schlafdruck erhöht. Die Betreffenden werden wahrscheinlich schneller einschlafen, wenn sie zu Bett gehen, da ihr Körper ein größeres Schlafbedürfnis verspürt.

2. Erhöhung des Schlafdrucks
Durch die Beschränkung der Zeit im Bett auf das reine Schlafen wird das Bett wieder mit positiven Assoziationen in Verbindung gebracht. Dies kann dazu beitragen, negative Gedanken und Frustrationen zu reduzieren, die mit dem bislang erfolglosen Versuch verbunden sind, im Bett einzuschlafen. Schauen Sie zu diesem Punkt auch noch einmal in das Kapitel Konditionierung und Routine.

> Durch die Beschränkung der Zeit im Bett auf das reine Schlafen wird das Bett wieder mit positiven Assoziationen in Verbindung gebracht.

Die Grundidee der Schlafrestriktion basiert auf der Theorie, dass Menschen mit Schlafproblemen dazu neigen, übermäßig viel Zeit im Bett zu verbringen, während sie immer verzweifelter versuchen, ihren Schlaf zu verbessern. Dies führt aber zu einem unregelmäßigen Schlafmuster und dazu, dass das Bett mit negativen Assoziationen wie Frustration und Schlaflosigkeit verbunden wird. Bei der zunächst paradox anmutenden Schlafrestriktion verzichtet man auf Schlaf, schläft also weniger und kann so tatsächlich die Schlafqualität und die Tagesmüdigkeit deutlich verbessern. Eigentlich verrückt, oder?

Diese Methode ist allerdings für bestimmte Personengruppe generell nicht geeignet: Kinder und Jugendliche, Schwangere, Menschen mit Vorerkrankungen des Herz-Kreislauf-Systems, mit Diabetes oder psychischen Störungen. Auch Patientinnen und Patienten mit schwerwiegenden Schlafstörungen (z. B. Schlafapnoe oder Narkolepsie) sind keine geeigneten Kandidaten für eine Schlafrestriktion.

Das Paradoxon der Schlafrestriktion ist teils Leonardo da Vinci zu verdanken, der eine Schlafrestriktion durchgeführt hat. Er soll ein großer Anhänger des sogenannten polyphasischen Schlafs gewesen sein, bei dem der Schlaf in mehreren kurzen Phasen über den Tag verteilt wird, anstatt in einer einzigen langen Nachtruhe zu schlafen. Dadurch soll da Vinci mehr Zeit für seine kreativen Aktivitäten gehabt haben.

Obwohl diese Technik mitunter von einigen selbsternannten Schlafexperten propagiert wird, gibt es keinen wissenschaftlichen Beweis dafür, dass der polyphasische Schlaf für die meisten Menschen nachhaltig oder gesund ist. Es gibt aber viele Belegte dafür, dass er wahrscheinlich wirkungslos und deswegen umstritten ist. Die beschriebene Schlafrestriktion dagegen funktioniert – ausschließlich ärztlich angeleitet – aber in vielen Fällen tatsächlich.

Apps und Sleep Tracker: Pro & Contra

Wir haben Sie schon erwähnt, und mittlerweile kann man mit ihrer Hilfe sogar seine gesamte Nacht überwachen: Apps und diverse Fitness- und Sleep-Tracker. Es würde den Inhalt dieses Ratgebers sprengen, jetzt auf alle verfügbaren digitalen Hilfsmittel dieser Art einzugehen. Der Schlafmarkt ist inzwischen ein weltweiter Milliardenmarkt, auf dem sich natürlich für viele Hersteller auch sehr viel Geld verdienen lässt. Wieder im Vorfeld unsere Sichtweise, um Sie zu sensibilisieren: Weder Tracker noch Apps können eine schlafmedizinisch validierte Untersuchung ersetzen. Viele dieser Gadgets messen auch nicht direkt den Schlaf, sondern körperliche Bewegungen. Daraus kann man zwar grob schlussfolgern, wie lange oder wie gut man geschlafen hat, Rückschlüsse auf konkrete Schlafstadien sind aber aktuell mit solchen Gerätschaften noch nicht möglich.

> Auch beim Thema Schlaf hat die Digitalisierung Einzug gehalten.

Um herauszufinden, ob eventuell eine Schlaferkrankung vorliegt, sind Apps oder Tracker auch nicht geeignet. Wir wollen diese hier aber nicht schlechtreden, denn einen Vorteil haben sie definitiv. Sie können damit Messungen in der häuslichen gewohnten Umgebung über mehrere Wochen und Monate durchführen, und die Ergebnisse beispielsweise mit zu Ihrer Ärztin oder Ihrem Arzt nehmen. Eine monatelange Datenerfassung in dieser Form ist in keinem Schlaflabor oder mit mobil eingesetzten Systemen zu Hause möglich. Ob die Arbeit mit einer App oder einem Tracker aber für Sie passend ist, hängt von Ihrer persönlichen Situation ab. Auch ob dadurch schlussendlich ein erholsamer Schlaf erreicht werden kann, ist unklar, da es keine entsprechenden Studien gibt.

Wenn Sie sich für eine App entscheiden, ist daher wichtig, realistische Erwartungen zu haben und darauf zu achten, wie sich die Nutzung auf die eigene Schlafqualität auswirkt. Bei anhaltenden Schlafproblemen sollten Sie immer Experten der Schlafmedizin konsultieren.

Schlaf und Apps

APP	BESCHREIBUNG	VORTEILE	NACHTEILE
Sleep Cycle	Die App registriert die Schlafphasen mithilfe des Bewegungssensors des Smartphones oder eines externen Sensors. Sie weckt zum optimalen Zeitpunkt innerhalb einer leichten Schlafphase auf, um das Erwachen angenehmer zu gestalten.	**Schlafphasenüberwachung:** Der Schlafzyklus kann verfolgt und eine optimale Weckzeit ermöglicht werden. Die App stellt Informationen über den Verlauf des Schlafs und Trends im Zeitverlauf zur Verfügung. **Analyse des Schlafs:** In einem Schlafprotokoll können Anmerkungen zu individuellen Schlafgewohnheiten hinzugefügt werden. So lassen sich mithilfe der App Faktoren identifizieren, die den Schlaf beeinflussen.	**Eingeschränkte Präzision:** Die Schlafüberwachung mittels des Bewegungssensors des Smartphones kann weniger präzise sein als die Verwendung spezieller Wearables oder externer Sensoren. **Positionsabhängigkeit:** Die Position des Smartphones am Bett kann die Präzision der Schlafverfolgung zusätzlich negativ beeinflussen.

APP	BESCHREIBUNG	VORTEILE	NACHTEILE
Relax Melodies	Die App bietet eine Auswahl an beruhigenden Klängen, Melodien und Naturgeräuschen, um beim Einschlafen zu unterstützen. Auch eigene Klangkombinationen können erstellt werden.	**Anpassbare Klänge:** Personalisierte Klanglandschaften ermöglichen eine entspannende Umgebung. Entspannungsfunktion: Zusätzlich bietet die App Atemübungen und weitere Entspannungstechniken an. **Timerfunktion:** Eine einstellbare Möglichkeit, damit Klänge automatisch nach einer bestimmten Zeit enden.	**Variabilität der Wirkung:** Die Wirkung von Klängen auf den Schlaf kann subjektiv sehr unterschiedlich ausfallen. Potenzial zur Ablenkung: In manchen Fällen können die Klänge unerwünschte Ablenkungen während des Schlafs verursachen.
Fitbit Sleep	Die App bietet Schlafüberwachungsfunktionen für Fitbit Wearables, z. B. Smartwatches. Diese nutzen Sensoren, wie z. B. Herzfrequenzmesser, um den Schlaf genau zu überwachen.	**Präzision und vollständige Informationen:** Die App ermöglicht einen detaillierten Einblick in den Schlafverlauf und die Schlafphasen. **Trends und Empfehlungen:** Die App erkennt Schlafverhaltensmuster und schlägt entsprechende Anpassungen vor.	**Wearableabhängigkeit:** Die Funktionalität ist auf spezielle Fitbit Wearables begrenzt, die getragen werden müssen.
Snorefox	Dieses zugelassene Medizinprodukt analysiert mithilfe künstlicher Intelligenz (KI) den Schlaf und warnt bei Atemproblemen (z. B. Schnarchen).	**Intelligente Audioanalyse:** Die App erkennt Schnarch- und Atemgeräuschmuster und Atemunregelmäßigkeiten. Hinterlegt ist die weltweit größte Schnarchdatenbank.	**Keine Wiedergabe:** Eigene Schnarchgeräusche können nicht angehört und analysiert werden. Aktuell ist auch noch keine Schlafstadienanalyse möglich.

Don’ts: unbedingt vermeiden

Last, not least möchten wir Ihnen zum praktischen Nachschlagen noch einmal die wichtigsten Don’ts auf einen Blick zusammenfassen. Alle Punkte der folgenden Checkliste haben wir mit Ihnen in unserer Schlafformel zu Konditionierung und Routine, einer guten Schlafhygiene sowie Timing ausführlich besprochen. Die Don‘ts können Sie nutzen, um sich bei der Arbeit mit unserer Schlafformel immer wieder zu erinnern und zu überprüfen, ob sich womöglich durch das oft hektische Alltagsleben wieder der ein oder andere Störfaktor eingeschlichen hat, der Ihren Schlaf stört – sich aber leicht verändert lässt.

8 wichtige Don’ts: Checkliste für meinen guten Schlaf

Indem diese acht Vermeidungsstrategien befolgt werden, kann die Chance auf eine bessere Schlafqualität erhöht werden.

1. Ich vermeide es, bei hellem Licht zu schlafen (z. B. mithilfe von Verdunkelungsvorhängen).
2. Ich vermeide auch eine lange Bildschirmzeit vor dem Schlafengehen bzw. die Nutzung von Smartphones, Tablets, Fernsehen oder Computern. Entsprechende Tätigkeiten beende ich mindestens eine Stunde vor dem Schlafengehen.
3. Ich vermeide stressige oder belastende körperliche Aktivitäten (z. B. ein intensives Training) wie auch stressige Gedanken kurz vor dem Schlafengehen. Als Hilfestellung nutze ich z. B. Atemübungen und Entspannungstechniken.
4. Ich vermeide Koffein und andere anregende Substanzen bzw. Getränke einige Stunden vor dem Schlafengehen. Stattdessen nutze ich koffeinfreie Getränke oder Kräutertees.
5. Ich vermeide späte und schwere Mahlzeiten kurz vor dem Schlafengehen. Leicht verdauliche Mahlzeiten und Snacks mit magerem Eiweiß, Gemüse und Vollkornprodukten sind eine gute Alternative.
6. Ich vermeide übermäßigen Alkoholkonsum vor dem Schlafengehen und beschränke mich auf mäßige Mengen mit einigen Stunden Abstand vor dem Zubettgehen.
7. Ich vermeide lange Nickerchen am späten Nachmittag oder Abend, da diese den natürlichen Schlafrhythmus stören können. Alternativ kann ich einen kurzen Powernap einlegen.
8. Ich vermeiden es, meinen Schlaf-wach-Rhythmus ständig zu ändern und achte auf feste Zubettgehzeiten und Aufstehzeiten, um meine Schlafqualität zu verbessern.

Wann ein Schlaflabor weiterhilft

Ob ein Besuch im Schlaflabor notwendig ist, hängt von den individuellen Schlafproblemen und Symptomen ab.

In unserer Schlafformel nach Sommer & Heiser haben Sie viele Tipps und Tricks und bewährte Methoden der Schulmedizin kennengelernt. Und doch gibt es einige Anzeichen, die darauf hindeuten können, dass diese Selbsthilfe allein nicht ausreicht und auch ein Besuch im Schlaflabor sinnvoll sein könnte. Dazu gehören regelmäßige Ein- und Durchschlafstörungen oder frühes Erwachen über einen längeren Zeitraum. Starkes Schnarchen mit Atemaussetzern kann auf eine Schlafapnoe hinweisen (siehe Seite 98). Auch ungewöhnliche Verhaltensweisen während des Schlafs, z. B. Schlafwandeln, unkontrollierte Beinbewegungen (Restless-Legs-Syndrom), Albträume mit körperlichen Reaktionen oder andere Handlungen, an die man sich tagsüber nicht erinnern kann, können Anzeichen sein, dass eine Schlafstörung vorliegt. Im Schlaflabor kann eine gründliche Schlafanalyse erfolgen. Hauptziel ist also die genaue Diagnose von Schlafstörungen durch bestimmte Messungen.

Schlaflabore werden in Deutschland in der Regel von Schlafmedizinerinnen und Schlafmedizinern betrieben. Es handelt sich um eine Zusatzbezeichnung, die von verschiedenen Fachärztebereichen erworben werden kann (z. B. Internisten, Lungenfachärzte (Pneumologen), HNO-Ärzte, Neurologen). Den Experten stehen verschiedene Technologien und Messungen während des Schlafs zur Verfügung, darunter eine Polysomnografie (PSG), die verschiedene physiologische Parameter misst, z. B. Gehirnaktivität, Augenbewegungen, Herzfrequenz, Muskelaktivität und Atemmuster. Auch ein multipler Schlaflatenztest (MSLT) kann durchgeführt werden, um den Schweregrad von Tagesschläfrigkeit oder Narkolepsie zu beurteilen. Hierzu werden die Patienten, wie auch bei der PSG, mithilfe von Elektroden an spezielle Messgeräte angeschlossen. Eine weitere Vorgehensweise ist die Aktigrafie, bei der die Schlafmuster durch Tragen eines Armbands überwacht werden.

Was passiert genau in einem Schlaflabor?

Unabhängig von der gewählten Methode sieht der Ablauf in den meisten Schlaflaboren wie folgt aus: Für die Aufnahme werden die Patientinnen und Patienten häufig im Vorfeld gebeten, einen Fragebogen auszufüllen, der Informationen über Schlafverhalten, Symptome und die persönliche Krankengeschichte enthält. Am Tag des Besuchs im Schlaflabor ist bequeme Kleidung mitzubringen, da man in dieser Kleidung schlafen wird. Ein typisches Schlaflabor verfügt über einen oder mehrere private Schlafräume, die wie Hotelzimmer ausgestattet sind, um eine möglichst natürliche Schlafumgebung zu schaffen. In diesen Räumen befinden sich ein Bett, elektronische Geräte zur Messung der Schlafparameter und Überwachungskameras. Vor dem eigentlichen Schlafengehen werden verschiedene Sensoren und Elektroden am Körper angebracht, die wiederum mit Kabeln verbunden sind, die zu einem Aufzeichnungsgerät außerhalb des Schlafraums führen.

Während des Schlafs werden nun die physiologischen Daten kontinuierlich aufgezeichnet und überwacht. Kameras im Raum ermöglichen es dem medizinischen Personal, die Schlafenden zu beobachten und Vorkommnisse bei Bedarf aufzuzeichnen. Die Schlafdaten werden auch zum Teil noch während der Nacht und am nächsten Morgen von den Fachleuten des Schlaflabors analysiert. Durch diese Vorgehensweise können Schlafprobleme also genau diagnostiziert und gezielte Maßnahmen zur Verbesserung des Schlafs ergriffen werden.

> Basierend auf den analysierten Schlafdaten und der Anamnese kann in vielen Fällen im Schlaflabor herausgefunden werden, ob eine Schlafstörung vorliegt oder nicht.

Daraus resultierende Behandlungsoptionen können eine medikamentöse Therapie sein, umfassen aber immer auch Empfehlungen für Verhaltensänderungen und Anpassungen des Lebensstils – wie Sie es auch in unserer Schlafformel in diesem Ratgeber kennengelernt haben. Wir sind sicher: Auch Sie werden Ihren individuellen Weg finden. Sind die Nächte ruhig und erholsam, ermöglichen sie Ihnen aktive Tage und ein gesundes, langes und glückliches Leben.

Quellenverzeichnis

Literatur Teil 1

Naska A, Oikonomou E, Trichopoulou A, Psaltopoulou T, Trichopoulos D. Siesta in Healthy Adults and Coronary Mortality in the General Population. Arch Intern Med. 2007;167(3):296–301.

Boyce R et al. Causal evidence for the role of REM sleep theta rhythm in contextual memory consolidation. Science 2016;352(6287):812–816.

Del Giudice R et al. The Voice of Anger: Oscillatory EEG Responses to Emotional Prosody. PLoS One. 2016;11(7):e0159429.

Seehagen S, Konrad C, Herbert JS, Schneider S. Timely sleep facilitates declarative memory consolidation in infants. Psychological and Cognitive Sciences 2015;112(5):1625–1629.

Bjorness TE and Greene RW. Adenosine and Sleep. Curr Neuropharmacol. 2009;7(3):238–245.

Daly JW, Shi D, Nikodijevic O, Jacobson KA. The role of adenosine receptors in the central action of caffeine. Pharmacopsychoecologia 1994;7(2):201–213.

Skarpsno ES, Mork PJ, Nilsen TIL, Holtermann A. Sleep positions and nocturnal body movements based on free-living accelerometer recordings: association with demographics, lifestyle, and insomnia symptoms. Nat Sci Sleep. 2017;9:267–275.

Grimm S. Schlaft doch, wie ihr wollt: Die wertvollsten Stunden des Tages und wie wir sie zurückerobern. Pantheon 2016.

Spork P. Wake up!: Aufbruch in eine ausgeschlafene Gesellschaft. DTV 2016.

Roenneberg T. Wie wir ticken. Die Bedeutung der Chronobiologie für unser Leben, 2. Aufl. DuMont Buchverlag Gruppe 2018.

Etter HF. Weisheit aus den Träumen: Die evolutionspsychologische Bedeutung innerer Bilder. Verlag Stift. f. Jungsche Psychol. 2018.

Walde C. Antike Traumdeutung und moderne Traumforschung. Artemis und Winkler 2001.

Literatur Teil 2

Ebrahim IO, Shapiro CM, Williams AJ, Fenwick PB. Alcohol and sleep I: effects on normal sleep. Alcohol Clin Exp Res. 2013;37(4):539–549.

Naiman R. Dreamless: the silent epidemic of REM sleep loss. Ann N Y Acad Sci. 2017;1406(1):77–85.

Colrain IM, Nicholas CL, Baker FC. Alcohol and the sleeping brain. Handb Clin Neurol. 2014;125:415–431.

Halson SL, Juliff LE. Sleep, sport, and the brain. Prog Brain Res. 2017;234:13–31.

Pillion M, Gradisar M, Bartel K, Whittall H, Kahn M. What's "app"-ning to adolescent sleep? Links between device, app use, and sleep outcomes. Sleep Medicine 2022;100:174–182.

Tosini G, Ferguson I, Tsubota K. Effects of blue light on the circadian system and eye physiology. Mol Vis. 2016;22:61–72.

Schlack R. et al. Häufigkeit und Verteilung von Schlafproblemen und Insomnie in der deutschen Erwachsenenbevölkerung. Bundesgesundheitsbl 2013;56:740–748.

American Academy of Sleep Medicine (Hrsg.). The International Classification of Sleep Disorders, Third Edition (ICSD-3) 2014, ISBN 978-0-9915434-1-0.

Kripke DF, Langer RD, Kline LE. Hypnotics' association with mortality or cancer: a matched cohort study. BMJ Open. 2012;2(1):e000850.

Crum AJ, Langer EJ. Mind-set matters: exercise and the placebo effect. Psychol Sci. 2007;18(2):165–171.

Draganich C, Erdal K. Placebo sleep affects cognitive functioning. J Exp Psychol Learn Mem Cogn. 2014;40(3):857–864.

Bibliografische Information der Deutschen Nationalbibliothek
Die Deutsche Nationalbibliothek verzeichnet diese Publikation in der deutschen Nationalbibliografie; detaillierte bibliografische Daten sind im Internet über http://dnb.ddb.de/ abrufbar.

ISBN 978-3-8426-3166-3 (Print)
ISBN 978-3-8426-3167-0 (PDF)
ISBN 978-3-8426-3168-7 (EPUB)

Abbildungen:
Titelmotiv: shutterstock/Thammanoon Khamchalee, whiteMocca
Stock.adobe.com: haramambura: 25; MicroOne: 39, 40, 41; Vitaliy: 66, 67

Originalausgabe

Die Ratgebermarke der Schlütersche Fachmedien GmbH
Hans-Böckler-Allee 7, 30173 Hannover
www.humboldt.de
www.schluetersche.de

Aus Gründen der besseren Lesbarkeit wurde in diesem Buch teilweise die männliche Form gewählt, nichtsdestoweniger beziehen sich Personenbezeichnungen gleichermaßen auf Angehörige des männlichen und weiblichen Geschlechts sowie auf Menschen, die sich keinem Geschlecht zugehörig fühlen.
Autoren und Verlag haben dieses Buch sorgfältig erstellt und geprüft. Für eventuelle Fehler kann dennoch keine Gewähr übernommen werden.
Weder die Autoren noch der Verlag können für eventuelle Nachteile oder Schäden, die aus in diesem Buch vorgestellten Erfahrungen, Meinungen, Studien, Therapien, Methoden und praktischen Hinweisen resultieren, eine Haftung übernehmen.
Insgesamt bieten alle vorgestellten Inhalte und Anregungen keinen Ersatz für eine medizinische und/oder individuelle ernährungstherapeutische Beratung, Betreuung und Behandlung.

Lektorat: Pepe Peschel, die redaktion für medienkommunikation, München
Layout: Groothuis, Lohfert, Consorten, Hamburg
Covergestaltung: ZERO Werbeagentur, München
Satz: Die Feder · Werbeagentur GmbH, Wetzlar
Druck und Bindung: Gutenberg Beuys Feindruckerei GmbH, Langenhagen

Gedruckt mit mineralölfrei hergestellten Druckfarben und Strom aus erneuerbaren Energien. Die eingesetzten Klebe- und Bindestoffe entsprechen den derzeitigen Umweltstandards, die vom RAL Institut für Gütesicherung und Kennzeichnung geprüft wurden. Die Druckplattenentwicklung erfolgte mit reduziertem Einsatz von Chemikalien.